AF815189

DIE HARNRÖHREN-GONORRHOE DES MANNES UND IHRE KOMPLIKATIONEN

VON

PRIVATDOZENT DR. ALFRED PERUTZ
WIEN

MIT 7 TEXTABBILDUNGEN

WIEN UND BERLIN
VERLAG VON JULIUS SPRINGER
1931

ALLE RECHTE, INSBESONDERE DAS DER UBERSETZUNG
IN FREMDE SPRACHEN, VORBEHALTEN
ISBN-13: 978-3-7091-9697-7 e-ISBN-13: 978-3-7091-9944-2
DOI: 10.1007/978-3-7091-9944-2
COPYRIGHT 1931 BY JULIUS SPRINGER IN VIENNA

Vorwort.

Aus Vorlesungen und ärztlichen Fortbildungskursen entstanden, soll dieses Büchlein dem praktizierenden Arzt die Möglichkeit geben, sich über Klinik, Diagnose und Therapie der Harnröhrengonorrhoe des Mannes zu informieren. Es wurden die wichtigsten neueren Errungenschaften der Forschung auf diesem Gebiete mit den alten, aus jahrzehntelangen Beobachtungen gewonnenen Resultaten wiedergegeben. Wiederholung altbekannter Tatsachen war daher unvermeidlich. Andererseits mußten gelegentlich theoretische Erörterungen gemacht werden, sofern sie für das Verständnis von Notwendigkeit waren. Ich habe die Ergebnisse oft tabellarisch zusammengestellt, da die schematische Darstellung wesentlich zur Erfassung des Gesagten beiträgt. Besonderer Wert wurde auf die Differentialdiagnose gelegt, wobei Exkursionen auf dem Gebiete der Urologie unvermeidlich waren. Denjenigen, die sich eingehender mit dieser Materie befassen wollen, sei das ausgezeichnete Buch von Buschke und Langer (Lehrbuch der Gonorrhoe, Julius Springer, Berlin 1926) empfohlen. Bezüglich ausführlicher Darstellung der Therapie verweise ich auf meine Monographie „Die medikamentöse Behandlung der Harnröhrengonorrhoe des Mannes und ihre pharmakologischen Grundlagen“ (Urban & Schwarzenberg, Wien und Berlin, 1925).

Wien, im September 1931.

Alfred Perutz.

Inhaltsverzeichnis.

I. Anatomische, physiologische und pharmakologische Vorbemerkungen.

Als Gonorrhoe bezeichnet man diejenige Erkrankung, welche durch den von Neißer entdeckten Gonococcus hervorgerufen wird. Aber nur, wenn der Nachweis der Gonokokken, sei es mikroskopisch, kulturell oder biologisch erbracht wird, ist man berechtigt, von einer gonorrhoischen Erkrankung zu sprechen. Erst die Feststellung der Anwesenheit von Gonokokken gestattet, die Diagnose Gonorrhoe zu stellen.

Der Gonococcus ist ein Epithelparasit, der sich auf und in der gesunden unverletzten menschlichen Schleimhaut einzunisten vermag. Da er keine Eigenbewegungen besitzt, kann er sich nur durch sein rasenartiges Weiterwachsen in der Fläche ausbreiten. Er liegt auf der Schleimhaut und bedingt durch seine Stoffwechselprodukte ganz charakteristische pathologisch-anatomische Veränderungen des Gewebes: Seröse Durchtränkung des Epithels, Auswanderung polynukleärer neutrophiler Leukozyten und Auftreten eines Infiltrates in den oberen Schichten des subepithelialen Gewebes, das sich aus mono- und polynukleären Zellen und Plasmazellen sowie vereinzelten eosinophilen und Mastzellen zusammensetzt. Die Gonokokken ergreifen sowohl die Schleimhaut mit Zylinder- als auch jene mit Pflasterepithel. Im ersteren Falle können sie auch in das Bindegewebe eindringen, im letzteren wachsen sie besonders an der Oberfläche.

Die Gonokokken sind Diplokokken von Semmel- oder Kaffeebohnenform, die durch einen deutlich wahrnehmbaren Spalt voneinander getrennt sind. Diese paarweise Lagerung kommt durch einen eigenartigen Teilungsmodus zustande. Ein weiteres Merkmal der Gonokokken ist ihre Lagerung. Sie liegen im Eiter nicht nur frei zwischen den Zellen zerstreut, sei es als einzelne Paare oder in den charakteristischen Haufen, sondern vor allem intraleukozytär. Bei der chronischen Gonorrhoe findet man sie im Urinfilament und im schleimigen Sekret vorwiegend extrazellulär, während sie auf der Höhe der Entzündung intrazellulär anzutreffen sind. Die intrazelluläre Lagerung ist wahrscheinlich als Phagozytose aufzufassen, als Ausdruck einer spezifischen Wechselwirkung zwischen Parasit und Wirt. Der Grad der Phagozytose schwankt je nach dem Stadium des Prozesses. Als drittes Kennzeichen der Gonokokken ist ihr Verhalten gegenüber der Gram-Färbung zu nennen: Die Gonokokken sind Gram-negative Mikroorganismen.

Die Kaffeebohnenform der Diplokokken, ihre Anordnung in Haufen, ihre intrazelluläre Anlagerung und ihre Gram-Negativität charakterisieren die Gonokokken.

Die Gonokokken färben sich mit basischen Anilinfarbstoffen. Zur färberischen Darstellung der Gonokokken in Ausstrichpräparaten bedient man sich zweier Verfahren: Der Methode der Färbung, bei welcher sich die Gonokokken in der gleichen Weise wie die Zellkerne färben, und zweitens der Methode, bei welcher die Gonokokken eine andere Farbe annehmen als die Zellkerne. Zur ersten Methode gehört die Färbung mit Methylenblau und die Färbung nach Gram; zur zweiten die Färbung mit Methylgrünpyronin nach Unna-Pappenheim und die Thioninfärbung nach Leszczynski.

Unter den Farbstoffen nimmt das alkalische Löfflersche Methylenblau auch heute noch den ersten Platz ein. Das in gleichmäßig dünner Schicht auf den Objektträger aufgestrichene Sekret wird an der Luft getrocknet, hierauf einige Male durch die Flamme des Bunsenbrenners gezogen, einige Sekunden mit der Methylenblaulösung gefärbt, hierauf mit Wasser abgespült, zwischen Filtrierpapier abgetrocknet, der letzte Flüssigkeitsrest durch leichtes Erhitzen in der Flamme entfernt und direkt ohne Deckglas unter Zedernöl mikroskopiert. Die alkalische Methylenblaulösung nach Löffler hat folgende Zusammensetzung: 30 ccm gesättigte alkoholische Methylenblaulösung, 1 ccm 1%ige Kalilauge, 100 ccm Wasser. Nach diesem Verfahren erscheinen die Gonokokken tiefdunkelblau gefärbt. Sie heben sich scharf von der blaßblauen Färbung des Protoplasmas und von den etwas dunkler blau als das Plasma gefärbten Kernen ab. Dieses einfache Färbeverfahren ergibt in der Regel eindeutige Bilder.

Die Färbung nach Gram, namentlich nach der Originalvorschrift (eine Anilin-Wasser-Gentianaviolettfärbung) ist komplizierter und beruht darauf, daß das beim Färben entstehende Jod-Pararosanilin alkoholunlöslich ist, wenn es eine feste Verbindung mit den chromaffinen Substanzen des Objektes eingegangen ist (Gram-positiv). Zum Nachfärben verwendet man eine schwache Fuchsinlösung. Während die Gram-positiven Mikroorganismen blauschwarz gefärbt sind, erscheinen die Gram-negativen Bakterien (z. B. die Gonokokken) bei Fuchsin als Kontrastfarbe rot. Von den zahlreichen Modifikationen der Gram-Färbung eignet sich für die Gonokokkenfärbung die Schnellmethode nach Jensen, die einfach ist und gute Resultate liefert. Die Färbung wird folgendermaßen ausgeführt: Färben mit ½%iger wäßriger Methylviolettlösung (Methylviolett 6 B) $^1/_4$ bis $^1/_2$ Minute (die Methylviolettlösung ist 1 bis 2 Monate haltbar). Abspülen mit Jod-Jodkalilösung (1 : 2 : 100) und Aufgießen von neuer Jod-Jodkalilösung $^1/_2$ bis 1 Minute. Entfärben mit Alkohol. Abspülen mit Wasser. Nachfärben mit verdünntem Karbol-Fuchsin.

Die simultane Doppelfärbung nach Unna-Pappenheim gestattet im Gegensatz zu den früher erwähnten monochromatischen Färbungen eine tinktorielle Differenzierung der Gonokokken von den Leukozytenkernen. Das Methylgrünpyronin besteht aus: 0.15 Methylgrün, 0.25 Pyronin, 2.5 ccm Alcohol. absol., 20.0 ccm Glyzerin und 100 ccm 0.5%igem Karbolwasser. Man färbt 3 bis 5 Minuten, spült in Wasser ab und trocknet zwischen Fließpapier. Die Leukozytenkerne erscheinen blau bis blaugrün, das Protoplasma etwas heller grün, die Gonokokken leuchtend rot.

Das Verfahren nach Leszczynski gestaltet sich folgendermaßen: Das auf einem Deckgläschen möglichst dünn ausgestrichene Sekret wird nach Fixation in der Flamme in einer Thioninlösung folgender Zusammensetzung gefärbt: Gesättigte wäßrige Thioninlösung 10 ccm, destilliertes Wasser 88 ccm, flüssige Karbolsäure 2 ccm; hierauf wird in Wasser abgespült und das Deckgläschen in folgendes Gemisch übertragen: Gesättigte wäßrige Pikrinsäurelösung und 0.1%ige wäßrige Kalilaugelösung je 50 ccm. Nach einer Minute folgt ein Übertragen in absoluten Alkohol auf zirka 5 Sekunden, sodann rasch abtrocknen und einschließen. Nach diesem Verfahren sind die Gonokokken tief schwarzbraun, der Zellkern violettrosa, das Protoplasma hellgelb.

Zytologisch besteht der Ausfluß bei Gonorrhoe vorwiegend aus polynukleären neutrophilen Leukozyten; daneben findet man Lymphozyten und mit Gonokokken bedeckte Epithelzellen, ferner „myelozytoide Elemente“ (Pappenheim), die einen blaßgefärbten Kern besitzen, gelegentlich Mastzellen und in späteren Stadien eine Vermehrung der eosinophilen Zellen. Plasmazellen treten (bei chronischer Gonorrhoe) in sehr geringer Zahl auf.

Von den Kulturverfahren sei nur erwähnt, daß die Gonokokken auf einem schwach alkalischen, eiweißhaltigen Nährboden in 24 Stunden, bei ungeeigneten Medien in 48 Stunden in zarten, durchsichtigen Kolonien wachsen. Das Temperaturoptimum liegt zwischen 35 und 38°. Die Kulturen sind grauweiß und konfluieren entlang dem Impfstrich zu einem gekerbten Bande. Die Gonokokken sind absolute Aerobier.

Der Gonococcus befällt aber nicht nur die Schleimhaut des Genitaltraktes, er infiziert namentlich bei Frauen durch das herabfließende Vaginalsekret das Rektum. Es ist dies ein nicht allzu seltenes Vorkommnis. Durch Aszension kann man in seltenen Fällen gonorrhoische Erkrankungen der Blase, der Ureteren, des Nierenbeckens und gelegentlich des Nierenparenchyms finden. Auch in der Mundhöhle kann sich der Gonococcus ansiedeln. Daß gonorrhoische Erkrankungen der Conjunctiva vorkommen, ist allgemein bekannt. Gelegentlich wandert der Gonococcus auf lympho- oder hämatogenem Wege weiter und macht metastatische spezifische Affektionen an den Herzklappen, an den Sehnenscheiden und Schleimbeuteln, Gelenken, ferner Hautexantheme usw.

Die Erkrankung an Gonorrhoe der Sexualorgane erfolgt fast immer durch den Geschlechtsverkehr; doch sind extragenital erworbene Infektionen immerhin möglich, speziell bei Frauen und kleinen Mädchen. So berichtet Engering, daß bei einer Epidemie von Vulvovaginitis gonorrhoica von 86 Mädchen, die gemeinsam in einem Kindersolbad gebadet hatten, in wenigen Tagen acht erkrankten Das gemeinsame Benützen von Badeschwämmen kann als geradezu naheliegend zur Erlangung einer Gonorrhoe angesehen werden. Nach Bengston ist die Infektion durch das Badewasser eines Schwimmbassins praktisch zwar sehr gering, aber immerhin nicht von der Hand zu weisen. Die als Erklärung so beliebte Klosettinfektion ist dagegen mit größter Wahrscheinlichkeit abzulehnen.

Der Gonococcus verträgt niedere Temperaturen besser als höhere. Bei 40 bis 41° C wird er sicher abgetötet. Bei Zimmertemperatur bleiben Gonokokken 2 bis 3 Tage lebensfähig. Gegen Austrocknung ist der Gonococcus ganz besonders empfindlich. Der Eiter bleibt so lange infektiös, als er nicht vollständig eingetrocknet ist. Im Harne gehen Gonokokken nach wenigen Stunden zugrunde.

Eine Übertragung der Gonokokken auf Tiere ist bisher noch nicht gelungen.

Bezüglich des Verhaltens der Gonokokken gegenüber der übrigen Genitalflora sei hervorgehoben, daß auf der Höhe des gonorrhoischen Prozesses im mikroskopischen Bilde und auch kulturell nur Gonokokken gefunden werden. Auf dem Höhepunkt der Erkrankungen duldet der Gonococcus keine anderen Keime neben sich. Beim Abklingen der akut-entzündlichen Erscheinungen treten dann andere Mikroorganismen auf, in der Regel Eiterkokken, das Bacterium coli, der Pyocyaneus u. a.

Die männliche Harnröhre zerfällt physiologisch in zwei Teile, die Urethra anterior und die Urethra posterior. Diese beiden Teile der Harnröhre werden durch einen aus zirkulären, quer gestreiften Fasern bestehenden Muskel (Musculus sphincter urethrae) getrennt. Die vordere Harnröhre wird mantelartig von einem kavernösen Gewebe umschlossen. Die hintere Harnröhre (Pars membranacea) hat kein kavernöses Gewebe und reicht vom Schließmuskel bis zum Blasenhals; sie ist viel kürzer als die vordere Harnröhre; an ihrer hinteren Wand liegen der Colliculus seminalis und die Mündungen der prostatischen Drüsen. Die vordere Harnröhre enthält eine ganze Anzahl von Drüsen, währen der hintere Teil einen schlaffen Schleimhautüberzug hat und fast frei von Schleimdrüsen ist.

Man unterscheidet in der vorderen Harnröhre die Morgagnischen Lakunen (Krypten), 12 bis 20 an der Zahl, die blindsackartige Ausstülpungen oder Vertiefungen der Schleimhaut sind und Stecknadelkopfgröße haben; sie sind an der oberen Wand der vorderen Harnröhre verteilt und verlaufen schief von vorne nach hinten. Die Littreschen Drüsen (Glandulae urethrales) sind schleimabsonderne azinöse Drüsen, die an der oberen Wand der Pars anterior am besten entwickelt sind; sie münden entweder in die Harnröhre oder in die Lakunen; ihre Mündung ist mit freiem Auge nicht sichtbar. Am Bulbus urethrae, dem Trigonum urogenitale, dem hinteren Umfang der Pars membranacea anliegend, befinden sich die paarig angelegten Glandulae bulbourethrales (Cowperschen Drüsen), die erbsengroß, kugelig oder gelappt sind und eine tubulo-alveoläre Form haben; ihr Ausführungsgang mündet an der unteren Wand des hinteren Drittels der Pars cavernosa.

An der Haut des Penis finden sich trotz Fehlens der mit ihnen sonst vorkommenden Haare zahlreiche Talgdrüsen, zu denen die bei gonorrhoischen Erkrankungen wichtigen Glandulae praeputiales Tysoni gehören, die paarig zu beiden Seiten des Frenulums lokalisiert sind und auch im normalen Zustand gut palpabel sind.

In der Urethra posterior befindet sich ungefähr in der Mitte der hinteren Wand der Pars prostatica der Colliculus seminalis (Samenhügel, Caput gallinaginis, Veru montanum). Zu beiden Seiten des Colliculus liegen die Sulci laterales. In diese münden die meisten

Ductus prostatici, zwischen denen sich die spaltförmige Öffnung eines birnförmigen Blindsackes, des Utriculus prostaticus (masculinus) befindet.

Die Harnröhre ist nicht, wie der Name vielleicht andeutet, eine Röhre, sondern dadurch, daß sich die Schleimhaut im Ruhezustand in fächerförmige Falten legt, ein kapillarer Spalt. Der Durchtritt von Harn oder Sperma ist nur durch die physiologische Dehnbarkeit der Wand der Harnröhre möglich. Die engste Stelle ist das Orificium internum, dessen Dehnbarkeit 24 Charrière (1 Charrière = $^1/_3$ mm) beträgt. Die Fossa navicularis läßt sich bis auf 33 Charrière erweitern. Die Pars cavernosa läßt sich bis auf 35 Charrière, der Bulbus auf über 40 Charrière dehnen. Die Pars membranacea kann auf 35 bis 40 Charrière erweitert werden.

Das Genitale besteht aus einer Anzahl physiologisch zusammenhängender, anatomisch allerdings oft getrennt liegender Organteile und Organsysteme: Die glattmuskeligen Anteile des Genitales, das Nervensystem mit den dazugehörigen peripheren Ganglienzellen, die Drüsen, die innersekretorischen Organe und die Schleimhaut.

Perutz zeigte in experimentellen Untersuchungen, daß die glattmuskeligen Organteile des männlichen Genitales vom Sympathicus (Nervus hypogastricus) und vom Parasympathicus (Nervus pelvicus) innerviert werden; doch besteht für diese beiden Nervensysteme kein Antagonismus. Ferner konnte er pharmakologisch im Samenstrang und in den Samenbläschen autonome Ganglienzellen, entsprechend dem Auerbachschen Plexus im Darme nachweisen.

Der Samenstrang verbindet Hoden und Nebenhoden mit der Harnröhre. Er wird sowohl durch Sympathicus- als auch durch Parasympathicusreizstoffe in Erregung versetzt, während Papaverin seine glatte Muskulatur lähmt. Die Bedeutung des Samenstranges für die Physiologie und Pathologie ist folgende: Der Samenstrang hat die Aufgabe zu erfüllen, das Sekret von Hoden und Nebenhoden in die Harnröhre zu befördern. Dies geschieht durch peristaltische Bewegungen. Nun konnten Perutz und Merdler zeigen, daß der Samenstrang sehr empfindlich auf Änderungen der Reaktion reagiert; alkalische Reaktion regt seine Peristaltik an, während saure Reaktion seine Bewegungen lähmt. Dieser Befund erklärt uns, wieso das Sperma von den Hoden-Nebenhoden harnröhrenwärts befördert wird. Kommt das Sperma, das alkalisch reagiert, in den Anfangsteil des Ductus deferens, so löst es eine peristaltische Welle aus, die harnröhrenwärts verläuft und den Samen nach außen befördert.

Anderseits wissen wir, daß bei entzündlichen Prozessen Substanzen sauren Charakters gebildet werden. Befinden sich nun in der hinteren Harnröhre Entzündungsvorgänge (z. B. eine gonorrhoische Urethritis posterior), so lähmen die bei der Entzündung auftretenden sauren Körper die Bewegungen des Samenstranges und können eine Antiperistaltik verhindern, wodurch ein Eindringen von Harnröhrensekret in Hoden und Nebenhoden erschwert wird. Konnten doch Oppenheim und Löw zeigen, daß die antiperistaltischen Kontraktionen des Samenstranges für die Entstehung der gonorrhoischen Epididymitis von ausschlaggebender Bedeutung sind. Perutz wies darauf hin, daß der Samenstrang normalerweise nur rhythmische Kontraktionen im Sinne einer Peristaltik ausführt. Ist aber im Samenstrang ein Passagehindernis gegeben, wie z. B. ein entzündlicher Prozeß am urethralen Ende des Ductus deferens, so bricht sich die peristaltische Welle an diesem Hindernis und es erfolgt nun eine antiperistaltische Bewegung, die sich vom Hindernis hodenwärts fortpflanzt.

Aus diesen hier mitgeteilten experimentellen Ergebnissen lassen sich für die Gonorrhoetherapie zwei Folgerungen ableiten: Zunächst bei Erkrankungen der hinteren Harnröhre, so lange sich daselbst eine eitrige Entzündung vorfindet, jede lokale Therapie zu unterlassen, dann prophylaktisch durch Verabreichung von Papaverin, das die rhythmischen Kontraktionen des Samenstranges lähmt, der Epididymitis vorzubeugen.

Die endourethralen Drüsen (Littre- und Cowperschen Drüsen) sind echte Drüsen und pharmakologisch durch Erregung sekretorischer Nerven zu beeinflussen (Perutz). Ihre Innervation entspricht jener der Schweiß- und Speicheldrüsen. Die Ansprechbarkeit der endourethralen Drüsen auf Pilokarpin veranlaßte Perutz, dieses Alkaloid als Provokationsverfahren zur Feststellung der Heilung einer Gonorrhoe heranzuziehen, ein Befund, der mehrfach bestätigt wurde (Schischow und Smirnow, O. Klein, Boß).

Die physiologische Bedeutung der Samenblasen ist noch nicht ganz geklärt. Ihr Sekret soll das Ejakulat zähflüssig machen. Die glatte Muskulatur dieser Drüsen verhält sich wie die des Samenstranges (Perutz). Auch die Innervationsverhältnisse sind dieselben.

Die Prostata enthält von einer mächtigen Muskulatur eingeschlossen 30 bis 50 alveotubuläre Drüsen. Die Kontraktionen der glatten Muskulatur dieses Organes dienen zur Entleerung ihres Sekretes und zur Unterstützung der Ejakulation. Das Prostatasekret ist eine milchige Flüssigkeit von eigenartigem Geruch (Spermageruch), das als kleine Kügelchen lipoide Bestandteile (Spermatokonien) enthält. Die Corpora amylacea bestehen aus neutralem phosphorsaurem Kalk, der um abgestoßene Drüsenepithelien lagert. Das Prostatasekret verflüssigt den Samen und soll eine belebende Kraft auf die Spermien ausüben. Das Sekret, sowohl der endourethralen als auch das der Prostata zeigt eine alkalische Reaktion. Ob die Prostata ein innersekretorisches Organ ist, ist noch nicht mit Sicherheit entschieden. Sichergestellt ist nur eine Korrelation zwischen Hoden und Prostata: Nach frühzeitiger Entfernung der Keimdrüsen gelangt die Prostata nicht zur Ausbildung, bei Spätkastration bildet sie sich zurück.

Beim Hoden haben wir den parenchymatösen generativen vom interstitiellen Anteil zu trennen. Im interstitiellen Anteil finden wir die Leydigschen Zwischenzellen, deren Gesamtheit als interstitielle oder Pubertätsdrüse (Steinach) bezeichnet wird Die Zwischenzellen sollen das Inkret des Hodens liefern.

Nach den Untersuchungen O. Kleins ist die Reaktion der Harnröhrenschleimhaut sauer. Die saure Reaktion der Schleimhaut hat ungefähr dieselbe Stärke wie die saure Reaktion der Hautoberfläche. Dagegen haben die endourethralen Drüsen eine alkalische Reaktion. Dieser Befund erklärt uns das Verhalten der Gonokokken in der Harnröhre. Die Gonokokken sind Mikroorganismen, deren Wachstum nur bei alkalischer Reaktion erfolgt. Während des Koitus werden alkalische Sekrete aus den Urethraldrüsen, Prostata und Samenbläschen entleert. Diese alkalischen Sekrete begünstigen die Infektion. Dies erklärt uns auch die Beobachtung, daß bei protrahiertem Koitus die Infektionsgefahr größer ist. Schwindet nun die alkalische Reaktion aus der Harnröhre und macht sie der normalen sauren Platz, so wandern die Gonokokken zu den Orten mit alkalischer Reaktion, dringen also in die Tiefe ein, wo die saure Reaktion allmählich ins Alkalische umschlägt, und befallen die endourethralen Drüsen, die alkalisches, eiweißhaltiges Sekret — die günstigste Bedingung für das Wachstum der Gonokokken — enthalten.

Es sei hier noch kurz die allgemein pharmakologische Beeinflussung des Genitales besprochen. Das Atropin lähmt den Parasympathicus und verhindert dadurch kräftigere Kontraktionen der autonom innervierten Organteile, daher verwendet man es in Form der Belladonnazäpfchen bei akuten und subakuten Prostatitiden. Das Opiumalkaloid Papaverin und sein synthetisch hergestellter Ersatzkörper Eupaverin lähmt die glatte Muskulatur des Genitales und kann bei Urethritis posterior prophylaktisch zur Verhütung einer Epididymitis verwendet werden. Pilokarpin reizt auch bei intraurethraler lokaler Anwendung die Harnröhrendrüsen zur Sekretion. Wir können intraurethrale Einspritzungen des Pilokarpins vornehmen, um als Provokationsverfahren das Sekret dieser Drüsen auf Anwesenheit von Gonokokken zu untersuchen (Perutz). Die in der Gonorrhoetherapie verwendeten ätherischen Öle und Balsame (Oleum santali, Balsamum copaivae u. a.) wirken krampflösend (Perutz und Kofler). Ihr Angriffspunkt ist das autonome Ganglienzellensystem. Sie haben aber noch zwei weitere Eigenschaften: sie wirken sekretionshemmend und anästhesierend. Allerdings beeinflussen sie das Wachstum der Gonokokken nicht, so daß sie bei der Gonorrhoetherapie nur als Symptomatika gewertet werden müssen. Ähnlich wie die ätherischen Öle verhält sich der Monobromkampher (Camphora monobromata), der lähmend auf die glatte Muskulatur wirkt. Sein Angriffspunkt ist nicht wie beim Papaverin die Muskelzelle selbst, sondern wie bei den ätherischen Ölen, Balsamen und Harzen das autonome Ganglienzellensystem. Ferner entfaltet der Monobromkampher eine zentral beruhigende Wirkung, so daß seine Anwendung bei Pollutionen, wenn also der hemmende Einfluß des Gehirns auf das Ejakulationszentrum entfällt, gerechtfertigt erscheint.

Als spezifische Antigonorrhoika werden die Silbersalze verwendet. Sowohl die klinischen als auch die experimentellen Untersuchungen bestätigen die Annahme, daß die Silberpräparate eine starke Bakterizidie den Gonokokken gegenüber entfalten, doch muß schon an dieser Stelle darauf verwiesen werden, daß es eine Anzahl anderer Substanzen (Quecksilber, Farbstoffe der Akridinreihe) gibt, die auch gonokokkizid wirken. Die Silberpräparate zerfallen ihrer Wirkung nach in zwei Unterabteilungen: Silberdesinfizientia und Silberadstringentia. Diese klinisch festgelegte Beobachtung in der Wirkung dieser zwei Gruppen von Silberpräparaten läßt sich auch experimentell in vitro zeigen, indem die Silberdesinfizientia, roten Blutkörperchen zugesetzt, eine Hämolyse der Erythrozyten bewirken, während die Silberadstringentia eine Agglutination der roten Blutkörperchen veranlassen (Perutz). Dieser Eprouvettenversuch erklärt uns einerseits die Tiefenwirkung der Silberdesinfizientia, anderseits die adstringierende Wirkung der Silberadstringentia.

II. Untersuchungsmethoden und Differentialdiagnose.

Während bei der akuten Urethritis die Vorgeschichte (vorausgegangene venerische Infektionen, letzter Koitus, Infektionsquelle, subjektive Beschwerden) uns nur einige Aufklärung gibt, ist beim subakuten oder chronischen Stadium dieser Erkrankung die Anamnese von besonderer Wichtigkeit.

Die Untersuchungen, die bei der Harnröhrengonorrhoe vorzunehmen sind, erstrecken sich nach zwei Richtungen: Man muß die ätiologische Diagnosestellung und die Lokalisations- (topische) Diagnose vornehmen.

Zunächst hat eine Inspektion der Genitalien zu erfolgen. Es muß festgestellt werden, ob ein Ausfluß vorhanden ist, ob das Orificium gerötet oder verklebt ist oder ob der sichtbare Teil der Harnröhrenschleimhaut normale Beschaffenheit hat. Die Untersuchung des Penisschaftes zeigt uns, ob ein Ödem des Präputiums vorliegt, ob Lageanomalien der Vorhaut (Phimose, Paraphimose) bestehen. Von Wichtigkeit ist die Feststellung, ob eine Entzündung der Tysonschen Drüsen vorhanden ist.

Die Untersuchung des Penis hat einige Momente ins Auge zu fassen. Die Palpation wird uns zeigen, ob größere Infiltrate vorhanden sind; diese können entweder entzündlicher Natur und umschrieben sein (kavernöse umschriebene Infiltrate, namentlich am Bulbus) oder zu ausgedehnten kavernösen Infiltraten (Cavernitis) führen. Periurethrale Abszesse verursachen ein Hervorwölben der Penishaut in der Gegend der Raphe. Die flächenhafte Entzündung der Corpora cavernosa führt zu der sogenannten Chorda venerea: das oft stundenlang erigierte Glied ist nach unten abgeknickt; manchmal ist nur die Glans allein geknickt, manchmal kann aber auch der ganze Penis bogenförmig gekrümmt sein. Von diesen entzündlichen Infiltraten sind die nichtentzündlichen abzutrennen, wie sie z. B. bei Leukämie vorkommen und einen Priapismus bedingen, und die derben, bis knorpelharten Knoten, welche sich als plattenartige oder ringförmige Einlagerungen am Schwellkörper finden und die ihren Ausgang von der Tunica albuginea oder vom Septum penis nehmen und als Induratio penis plastica bezeichnet werden. Die entzündlichen Infiltrate der Corpora cavernosa können nach ihrer Abheilung zu umschriebenen narbigen Schwielen führen, die auch zu Biegungen und Knickungen des Penis Anlaß geben.

Am Dorsum penis ist auf Erkrankungen der Lymphstränge zu achten. Die akute Lymphangitis gonorrhoica nimmt ihren Ursprung vom Frenulum, umzieht bogenförmig den Sulcus coronarius und verläuft in der Mittellinie des Dorsum penis. Beim Tasten fühlt man kleinfingerdicke Stränge, die bei Berührung schmerzhaft sind und sich nicht wie bei der Lues bis zur Symphyse verfolgen lassen. Es kann auch zu einer Schwellung und Vereiterung der Lymphdrüsen dicht oberhalb oder seitlich der Peniswurzel (Bubonulus gonorrhoicus) kommen. Differentialdiagnostisch kommt die Lymphstrangschwellung bei Lues in Betracht. Rille weist darauf hin, daß die blenorrhoische Lymphangitis am Penis sich ausschließlich bei sehr intensiven und entzündlichen Reizerscheinungen neben weit verbreitetem Ödem der gesamten Penishaut und des Präputiums vorfindet, an welchem man einen breiten, bandartig geröteten Streifen wahrnimmt, welcher dem Lymphstrang entspricht. Der Lymphstrang bei Lues ist federkielartig, derb und nicht schmerzhaft, jener bei Gonorrhoe flach, bandartig, von teigiger Konsistenz und mehr oder weniger empfindlich. Die Lymphangitis gonorrhoica ist akut entzündlicher Natur, während die Lymphangitis syphilitica die akut entzündlichen Erscheinungen vermissen läßt. Buschke und Hoffmann wiesen auf den Unterschied zwischen der gonorrhoischen Lymphangitis am Sulcus coronarius und einem syphilitischen Primäraffekt hin. Die gonorrhoische Lymphangitis läßt sich (pseudosyphilitischer Primäraffekt Hoffmann) durch die leicht verschiebbare geschwürs- und narbenlose Haut differenzieren. Mitunter kann bei der Palpation die Vena dorsalis penis eine Lymphangitis vortäuschen. Ferner ist auf periurethrale Gänge zu achten. Ihr Sekret ist durch seitlichen Druck in der Richtung der Mündung zu gewinnen. Oft nehmen Rückfälle von den feinen Gängen an der Harnröhrenmündung ihren Ausgang. Eine Erkrankung dieser paraurethralen Gänge wird oft übersehen und dann nicht behandelt.

Erkrankungen der Cowperschen Drüsen können durch äußerliche oder durch rektale Untersuchung festgestellt werden. Sie sind als haselnußgroße, vollkommen umschriebene, von verschieblicher Haut gedeckte, etwas hinter dem Bulbus ungefähr in der Mitte zwischen hinterem Skrotalrand und Anus gelegene Gebilde zu tasten. Sie können bei Gonorrhoe akut oder chronisch entzündlich verändert sein. Außer durch Gonorrhoe können sie aber auch durch nichtspezifische Urethritiden Veränderungen erleiden (Staphylokokken, Bacterium coli u. a.). Gelegentlich können sie auch primär tuberkulös erkranken. Differentialdiagnostisch kommen in Betracht Harnröhrenabszesse, die aber bald Entzündungen des Hodensacks bewirken, Knochenerkrankungen, welche vom Tuber ischii ausgehen (die Geschwulst sitzt dem Knochen fest auf und ist hart und zeigt keine entzündlichen Erscheinungen).

Die Untersuchung der Adnexe ist von besonderer Wichtigkeit. Die Untersuchung des Nebenhodens zeigt, ob das Organ entzündlich oder nichtentzündlich verändert ist. Außer Gonorrhoe gibt es eine Reihe von Erkrankungen, welche eine Nebenhodenentzündung auslösen können (Bakterien, Einführung von Instrumenten in die hintere Harnröhre, Folgeerscheinungen einer Cystitis, Prostatahypertrophie, Epididymitis erotica); auf hämatogenem Wege kann es bei Infektionskrankheiten (Typhus, Pneumonie, Mumps, Grippe) zu einer Epididymitis kommen. Wichtig ist die Differenzierung gegenüber der tuberkulösen Epididymitis, die aber auch im Anschluß an eine gonorrhoische Nebenhodenentzündung auftreten kann. Tumoren befallen vornehmlich die Hoden. Gelegentlich kommen Cysten am Nebenhoden vor.

Bei Erkrankungen des Samenstranges ist die Differentialdiagnose der gonorrhoischen von der tuberkulösen Deferentitis von Wichtigkeit.

Die Untersuchung der Prostata und der Samenblasen kann nur vom Rektum aus erfolgen. Die Untersuchungen von Picker haben wichtige Aufklärungen über die Erkrankung dieser Organe gebracht. Die Pickersche Untersuchungsmethode, die wohl als bestes Verfahren gilt, um dieses Organ zu untersuchen, gestaltet sich folgendermaßen: Zunächst wird die Harnröhre rein gespült und die Harnblase gefüllt. Der zu untersuchende Kranke steht breitbeinig vor dem auf einem etwas niedrigeren Schemel sitzenden Arzt. Daraufhin stützt der Untersucher den Ellbogen seiner rechten Hand auf seinen etwas vorgeschobenen rechten Unterschenkel, führt den durch einen vaselinierten Fingerling geschützten Zeigefinger ins Rektum ein, während sich der Kranke mit seinem ganzen Gewicht auf die Hand des Untersuchers neigt, wobei der Patient die Beine in den Knien beugt und den Oberkörper senkrecht hält. (Abbildung 1.) Die linke freie Hand des Untersuchers wird auf die Unterbauchgegend des Kranken aufgelegt und bringt die zu untersuchenden Organe dem palpierenden Finger der rechten Hand entgegen. Wenn nicht alle Adnexe leicht abgetastet werden können, so läßt man den Kranken sich auf die untersuchende Hand hinaufsetzen. Durch das Eigengewicht des Kranken wird sein Darm hochgedrängt und somit der palpierende Finger den Organen nähergebracht. Durch die Pickersche Methode ist es möglich, Prostata und Samenblasen in ihrem ganzen Umfange zu untersuchen, da es sowohl durch den Eigendruck der Organe als auch durch die gefüllte Harnblase möglich wird, die bei der aufrechten oder dem Finger aufsitzenden Haltung des Kranken nicht wahrnehmbaren Adnexe (Samenblasen und Prostata) zu finden. Nach dieser Methode können wir nicht nur Prostata und Samenblasen untersuchen, sondern auch die Cowperschen Drüsen abtasten.

Nach Buschke und Langer verfährt man folgendermaßen: Man spült Harnröhre und Blase rein und füllt die Blase. 1 cm unterhalb des Prostatarandes sind die Cowperschen Drüsen zu tasten. Durch Massage exprimiert man ihren Inhalt. Läßt man nun den Kranken in drei Gläser die Blase entleeren, so ist im ersten Glas das Sekret der Cowperschen Drüsen enthalten, während die zweite Portion klar ist und in der dritten Portion sich das Sekret befindet, das unter dem Druck der Musculi transversi perinei, ischio- und bulbocavernosi aus dem Ausführungsgang der Drüsen herausgepreßt wird.

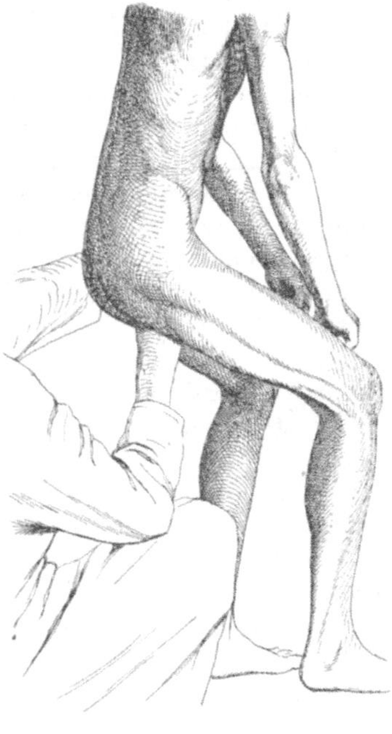

Abbildung 1. Pickersche Untersuchungsmethode (nach Buschke-Langer)

Die Untersuchung der Prostata orientiert uns über Form, Größe und Empfindlichkeit dieses Organs. Durch die Untersuchung des Prostatasekretes gewinnen wir erst Klarheit über die Natur des entzündlichen Prozesses. Schwierigkeiten bietet oft die Differentialdiagnose einer chronischen Prostatitis von der Prostatahypertrophie. Die Prostatahypertrophie tritt unter charakteristischen Symptomen meistens nur im höheren Alter auf. In ihrem Anfangsstadium macht die Tuberkulose der Prostata differentialdiagnostische Schwierigkeiten. Nach Goldberg und Wossidlo sind die Knoten der Prostatatuberkulose härter und eckiger als die mehr rundlichen der Prostatitis und bevorzugen mehr die Seitenwände des Organs. Schwieriger ist die Differenzierung gegenüber Abszessen, Phlegmonen und der Thrombophlebitis. Bei der Phlegmone der Prostata ist der Tumor nicht so scharf begrenzt, die Mastdarmwand ist nicht wie beim Abszesse verschieblich. Die Phlebitis geht mit dem Krankheitsbilde der Pyämie einher. Die Lues der Prostata (Gumma) gehört zu den seltenen Erkrankungen.

Die Pickersche Untersuchungsmethode gestattet uns, eine genaue Untersuchung der Samenblasen vorzunehmen. Nachdem man wie bei der bimanuellen Untersuchung der Prostata den Finger ins Rektum eingeführt hat, führt man ihn vom rechten Prostatarand zur rechten Samenblase. Hierauf wird, vom linken Prostatarand ausgehend, die linke Vesicula seminalis palpiert. Die mikroskopische Untersuchung des Samenblasensekretes ist für die ätiologische Diagnose von Wichtigkeit. Differentialdiagnostisch kommen Tuberkulose der Samenblasen, Tumoren und Cysten (Retentionscysten) in Frage. Oft ist die Differenzierung schon durch die Anamnese möglich. Die tuberkulöse Spermatocystitis ist selten und ist meistens mit Tuberkulose der übrigen Genitalorgane kombiniert. Bei Cysten und Tumoren fehlen die Entzündungserscheinungen.

Wenn wir uns nun durch die Anamnese, Inspektion und Palpation des Genitales über das Vorhandensein pathologischer Veränderungen orientiert haben, müssen wir daran gehen, die ätiologische Diagnose zu stellen. Diese können wir durch die mikroskopische Untersuchung des Sekretes vornehmen. Es genügt absolut nicht, aus der bloßen Betrachtung des Eiters die oft schwerwiegende Diagnose Gonorrhoe zu stellen. Auf keinen Fall darf sich der Arzt auf Anamnese, Aussehen des Sekretes und Trübung des Harns verlassen und so eine Diagnose stellen. Zumeist genügt die Färbung mit dem Löfflerschen alkalischen Methylenblau oder nach Unna-Pappenheim; in zweifelhaften Fällen ist die Gram-Färbung noch heranzuziehen. Wie leicht in sehr vielen Fällen die mikroskopische Diagnose auf Gonokokken zu stellen ist, so schwer kann sie aber anderseits mitunter sein; dann kann nur das Kulturverfahren Aufschluß geben.

Die mikroskopische Untersuchung ist in allen Fällen vorzunehmen. Sie gibt uns sehr oft eine befriedigende Antwort. Sollten sich Zweifel in der Deutung des Befundes ergeben, dann ist das Kulturverfahren zu Rate zu ziehen, namentlich dann, wenn die wichtige Entscheidung zu treffen ist „chronische Gonorrhoe“ oder „postgonorrhoischer Katarrh“, oder wenn zur Feststellung der

Heilung das mikroskopische Bild nicht genügend Klarheit gibt. Zweifel an der Richtigkeit der Diagnose treten dann auf, wenn man bei mehrmaliger Untersuchung keine Gonokokken, aber reichlich Eiterkörperchen im Präparate findet. Eiterungen, ganz besonders wenn keine anderen Mikroorganismen vorhanden sind, sind sehr verdächtig auf Gonorrhoe. In solchen Fällen ist es ratsam, das Kulturverfahren heranzuziehen.

Nachdem durch die mikroskopische Untersuchung des Sekretes die ätiologische Diagnose gestellt wurde, hat die topische oder Lokalisationsdiagnose zu erfolgen. Es stehen uns drei Verfahren zur Verfügung: Die Harnuntersuchung, die instrumentelle Untersuchung und drittens die Betrachtung der Schleimhaut durch das Endoskop.

Wenn reichlich Ausfluß vorhanden ist, wenn Entzündungserscheinungen an der Harnröhrenmündung, an der Vorhaut oder am Nebenhoden und am Samenstrang bestehen, dann muß man von der instrumentellen oder endoskopischen Untersuchung Abstand nehmen. Es darf aber auch keine Spülung, die für einzelne Urinproben notwendig ist, durchgeführt werden, weil durch alle diese Maßnahmen eine Verschleppung der Keime oder eine Reizung der Adnexe erfolgen kann. Natürlich kann bei diesen Zuständen auch eine Untersuchung der Prostata und Samenblasen nach Picker nicht vorgenommen werden, und wir werden, wenn wir uns überhaupt über das Zustandsbild der Prostata informieren wollen, mit der einfachen rektalen Untersuchung dieses Organs, etwa in Knieellenbogenlage, zunächst auskommen.

Die Urinuntersuchung des Kranken erfolgt am besten dann, wenn der Patient 4 bis 5 Stunden vorher nicht uriniert hat. Wir stellen nun die Thompsonsche Zweigläserprobe an. Der Patient uriniert ungefähr 50 ccm in das erste Glas und läßt den Rest seines Harns ins zweite Glas fließen. Trübung des ersten Urins bei vollständig klarem zweitem spricht für eine Erkrankung der vorderen Harnröhre. Der Sphincter externus, der die Harnröhre in zwei Teile trennt, befindet sich in einem dauernd tonischen Kontraktionszustand und hindert dadurch für gewöhnlich den Durchtritt von Flüssigkeit. Es fließt also das Harnröhrensekret nach der Richtung des geringsten Widerstandes, also nach außen, und kommt nicht in die hintere Harnröhre. Anderseits verhindert der Kontraktionszustand des Schließmuskels auch das Abfließen von Flüssigkeit (Eiter usw.) aus der hinteren Harnröhre nach vorne. Da der Sphincter internus, der die hintere Harnröhre von der Blase trennt, stärkeren Flüssigkeitsmengen nur einen geringen Widerstand leistet, so entleert sich das Sekret der hinteren Harnröhre nicht nach vorne in die Urethra anterior, sondern fließt nach rückwärts in die Blase. Wird also durch die ersten Strahlen Urins die vordere Harnröhre ausgespült, so ist, wenn keine Erkrankung der hinteren Harnröhre oder der Blase vorliegt, die zweite entleerte Portion klar. Demnach besagt uns ein trüber erster Urin bei klarem zweiten Harn, daß der entzündliche Prozeß mit Wahrscheinlichkeit nur in der vorderen Harnröhre lokalisiert ist.

Ist aber die hintere Harnröhre erkrankt und ihr Sekret in die Blase abgeflossen, so sind beide Harnportionen trüb.

So einfach die Thompsonsche Zweigläserprobe ist und für den Praktiker rasch und gut durchführbar sein mag, so darf nicht verhehlt werden, daß sie eine ganze Menge Fehlerquellen in sich birgt, die ihren Wert als alleinige Untersuchungsmethode namentlich zur Diagnosestellung einer Erkrankung der hinteren Harnröhre oder der Adnexe wesentlich beeinträchtigt. So kann ein schon von der Niere aus produzierter eitriger Harn unmöglich eine richtige Diagnosestellung gestatten. Es kann eine Cystitis oder Urethritis totalis vorliegen, ferner kann die in das erste Glas entleerte Harnmenge mitunter nicht ausreichen, die vordere Harnröhre rein zu spülen; dann wird die trübe zweite Portion eine Erkrankung der hinteren Harnröhre vortäuschen. Anderseits können von der hinteren Harnröhre so geringe Eitermengen sezerniert werden, daß sie schon mit dem ersten Urin abgehen. Die zweite klare Portion wird eine gesunde hintere Harnröhre vortäuschen. Um wenigstens letzterer Fehlerquelle zu entgehen, ist es vorteilhaft, den Morgenurin nach der Thompsonschen Methode zu untersuchen.

Ganz zweckmäßig ist die Dreigläserprobe, die eine Differenzierung der Urethritis posterior von der Cystitis gestattet. Der Kranke uriniert nacheinander in drei Gläser: Ins erste und zweite Glas je 50 ccm, den Rest ins dritte Glas. Liegt eine Urethritis anterior vor, so ist nur der Harn des ersten Glases trüb, während die zwei anderen Gläser einen klaren Urin enthalten. Bei der Urethritis posterior ist die erste Portion stark trüb, die zweite und dritte Portion sind schwach bis mittelstark getrübt, auf alle Fälle aber klarer als die erste Portion. Liegt eine Urethrocystitis oder eine Cystitis vor, dann sind alle drei Portionen trüb, bei der Urethrocystitis ist die dritte Portion meistens trüber als die erste, bei der akuten nichtgonorrhoischen Cystitis ist die dritte Portion trüber als die erste und zweite. Die stärkere Trübung der dritten Urinportion bei Cystitis wird meistens damit erklärt, daß der Eiter bei Cystitis in der Blase zu Boden sinkt und dieser Bodensatz erst mit dem letzten Urin entleert wird. Ist aber die eitrige Sekretion in der Blase gering, so wird es nicht zu einer solchen Sedimentierung kommen und, wenn sehr reichlich Eiter aus der hinteren Harnröhre in die Blase zurückfließt, so wird sich auch dieser zum Teil im Fundus der Blase absetzen.

Differentialdiagnostisch wichtiger ist das Symptom, daß sich bei einer akuten Cystitis mit dem letzten Tropfen Harn bisweilen Eiter entleert. Als Erklärung dieser Erscheinung wird angenommen, daß durch die Kontraktion der Blase der Eiter, der sich noch an den Wänden der Blase befindet, zum Schluß noch herausgepreßt wird.

Bei Cystitis ist ferner auch nach kurzen Pausen zwischen den Urinentleerungen stets trüber Harn zu finden, da ja die Eiterentwicklung in der Blase selbst erfolgt, während bei der Urethritis posterior die zweite Portion häufig klar erscheint, wenn der Kranke in kurzen Pausen (½ bis 1 Stunde) uriniert. Innerhalb dieser kurzen Zeit wird von der hinteren Harnröhre nicht so viel Eiter produziert, um in die Blase gelangen zu können.

Diese hier angeführten Gründe lassen es ratsam erscheinen, um eine genaue topische Diagnose durchzuführen, die von Jadassohn angegebene Irrigationsprobe vorzunehmen. Sie besteht darin, daß zunächst der Untersucher die vordere Harnröhre absolut rein ausspült. Wenn die Spülflüssigkeit ganz klar ist und auch keine Flocken mehr enthält, wird der Kranke angewiesen, in zwei oder auch in drei Gläser zu urinieren. Dadurch wird vermieden, daß sich dem Posteriorurin noch Reste von Eiter oder Sekret der vorderen Harnröhre beimengen. Die Irrigationsprobe ist relativ einfach durchzuführen und gestattet weit genauere Befunde zu erheben, als es durch die Zwei- oder Dreigläserprobe geschieht.

Die Irrigationsprobe wird folgendermaßen durchgeführt: Der Kranke soll mehrere Stunden, am besten die Nacht hindurch nicht uriniert haben. Nun führt man einen Nelatonkatheter kleineren Kalibers (14 bis 16 Charrière) bis in den Bulbus urethrae ein und spült mit einer 1%igen Borsäurelösung so lange rückläufig von hinten nach vorne, bis das Spülwasser absolut klar und frei von Flocken abläuft. Die verwendete Lösung soll kühl sein, da eine körperwarme Flüssigkeit zu leicht den Widerstand des äußeren Schließmuskels überwinden würde. Die Spülung selbst kann entweder mittels eines tiefgestellten Irrigators oder mit einer großen Spritze vorgenommen werden. Meistens genügt es, die Harnröhre mehrmals mit einer gewöhnlichen Tripperspritze so lange auszuspritzen, bis die Flüssigkeit klar und flockenfrei ausfließt. Verwendet man die Tripperspritze, so soll ein gewisser Druck ausgeübt werden, um die Schleimhautfalten, die Eiter beherbergen, ganz zu entfalten. Um eine leichtere Entfernung der oft fester anhaftenden Filamente zu veranlassen, kann man eine 3 bis 4%ige Wasserstoffsuperoxydlösung statt des Borwassers verwenden. Nun läßt man den Kranken in zwei Gläser urinieren. Der Eiter, welchen das erste Glas enthalten könnte, wird demnach sicher aus der hinteren Harnröhre stammen, selbst dann, wenn das zweite Glas vollständig klar sein sollte, da das Sekret der Urethritis posterior so spärlich sein kann, daß es nicht in die Blase regurgitiert. Im allgemeinen wird bei der Irrigationsprobe ein absolut klarer und flockenreiner Urin in beiden Gläsern für eine Urethritis anterior sprechen, wenn die Spülflüssigkeit trüb war oder Filamente enthielt. Bei einer Urethritis totalis wird die nach der Spülung entleerte erste Harnportion trüb, die zweite klar oder wenig getrübt sein, je nach der Akuität des Prozesses. Liegt eine Urethrocystitis vor, so wird die zweite Harnportion viel trüber sein als die erste. Bei der Spülung der vorderen Harnröhre muß man vorsichtig sein, um nicht durch zu starken Druck Flüssigkeit in die hintere Harnröhre zu bringen.

Sehr zweckmäßig und ebenfalls in der Praxis leicht durchführbar ist die Wolbarstsche Katheterprobe mit fünf Gläsern, die noch weitere differentialdiagnostische Schlüsse zuläßt. Zunächst wird wie bei der Jadassohnschen Irrigationsprobe die vordere Harnröhre am zweckmäßigsten mittels Spritze und doppelläufiger Kanüle (S. 73) rein ausgespült, wobei die Spülflüssigkeit in zwei Gläsern aufgefangen wird. Wir orientieren uns dadurch über den Zustand der vorderen Harnröhre. Nun führen wir einen weichen Nelatonkatheter von 16 bis 18 Charrière durch den Sphincter externus und internus in die Blase ein und entnehmen eine kleine Menge Harn aus der Blase. Ist dieser Harn klar, so wissen wir, daß Niere und Blase gesund sind. Nun entfernen wir den Katheter und lassen den Kranken in ein viertes Glas ungefähr 50 ccm urinieren. Da bei der rektalen Expression der Adnexe ihr Sekret zumeist in die Blase abfließt, so massieren wir jetzt Prostata und Samenblasen und lassen den Kranken nach beendeter Expression in das fünfte Glas urinieren. Die ersten zwei Gläser orientieren uns demnach über den Zustand der vorderen Harnröhre, der Inhalt des durch Katheter gewonnenen Harns des dritten Glases zeigt uns das Verhalten von Niere und Blase an; der Inhalt des vierten Glases gibt uns ein Bild über den Zustand der hinteren Harnröhre. Der Harn, der nach der Prostata-Samenblasen-Expression ins fünfte Glas entleert wurde, zeigt, ob die Adnexe erkrankt sind. Ist aber der Katheterharn trüb, so lassen wir durch den Katheter den ganzen Harn abfließen und spülen so lange mit körperwarmer Borsäurelösung aus, bis die Spülflüssigkeit klar abfließt, und füllen zum Schluß nochmals die Blase. Nun uriniert der Kranke in das vierte Glas, dessen Inhalt uns den Zustand der hinteren Harnröhre anzeigt, exprimieren hierauf Prostata und Samenblase und lassen den Kranken ins fünfte Glas urinieren. Die Wolbarstsche Probe sieht schematisch folgendermaßen aus:

	Glas	Organ
1. Spülung der vorderen Harnröhre...	1.	Urethra anterior
	2.	Urethra anterior
2. Einführung des Katheters in die Blase	3.	Blase, Niere
3. Urinieren des Kranken	4.	Urethra posterior
4. Expression per rectum, Urinieren ...	5.	Prostata, Samenblasen

Wenn wir die endourethralen und Cowperschen Drüsen allein untersuchen, so empfiehlt sich, eine Kombination der Irrigationsprobe mit der Perutzschen Pilokarpinprobe vorzunehmen, da Pilokarpin imstande ist, die Sekretion der endourethralen Drüsen anzuregen. Wir spülen, nachdem der Kranke seinen ganzen Blaseninhalt entleert hat, nun die vordere Harnröhre so lange mit einer kühlen Borsäurelösung aus, bis die Spülflüssigkeit klar und frei von Flocken ist. Hierauf spritzen wir mittels gewöhnlicher Tripperspritze dem Kranken 20 ccm einer Lösung von Pilocarpinum hydrochloricum 0.05 in Aqu. destill. ad 200.0 ein und lassen diese Flüssigkeit 15 bis 20 Minuten in der Harnröhre. Nach 1 bis 2 Stunden nehmen wir wiederum eine Spülung vor: Die Spülflüssigkeit enthält dann das Sekret der Littreschen und Cowperschen Drüsen.

Es darf aber nicht vergessen werden, daß noch einige Faktoren hinzukommen können, welche eine Trübung des Urins veranlassen. Zunächst die Phosphaturie. Der Geübte ist imstande, schon aus der Art und Farbe der Trübung eine Phosphaturie zu erkennen. Ganz abgesehen davon, daß eine Phosphaturie an sich eine Urethritis veranlassen kann (Delbanco), ist sie oft ein Begleitsymptom der chronischen Prostatitis. Sie macht sich durch eine starke Trübung aller Urinportionen bemerkbar. Der Urin hat dabei ein eigenartiges milchiges Aussehen. Zusatz von einigen Tropfen Essigsäure ist die schnellste und einfachste Probe zur Entscheidung, ob die Urintrübung durch Phosphate oder durch andere Substanzen bedingt ist: Essigsäurezusatz klärt den Harn durch Lösung der Phosphate sofort.

Dann kann die Trübung bedingt sein durch rein bakterielle Beimengungen (Bakteriurie). Auch derartige Urine haben ein einigermaßen charakteristisches Aussehen, so daß sie nicht unschwer als solche erkannt werden können: Beim Schütteln des Urins wirbelt die Trübung wie eine Staubwolke umher. Bei der Bakteriurie finden wir keinen Ausfluß. Wenn wir einen Tropfen Harn mikroskopisch untersuchen, so sieht man reichlich Bakterien, die vornehmlich der Coligruppe angehören. Die Bakteriurie findet sich ebenso wie die Phosphaturie häufig als Begleitsymptom der chronischen Prostatitis. Zum Unterschied von der Phosphaturie klärt sich der bakteriurische Harn auf Zusatz von Essigsäure nicht, wohl aber wird er klar, wenn man ihm kohlensauren Baryt (Baryum. carbon. $^1/_3 + ^2/_3$ Urin) zusetzt, schüttelt und dann filtriert.

Die Trübung kann auch durch harnsaure Salze bedingt sein. Um dies zu entscheiden, kocht man den Urin in einer Eprouvette, wobei sich die Trübung löst, wenn es sich um harnsaure Salze handelt. Wird aber die Trübung des gekochten Harns stärker, so kann es sich entweder um eine Pyurie oder Phosphaturie oder Carbonaturie handeln. Zur Entscheidung setzt man nun Essigsäure hinzu. Bei der Pyurie bleibt die vermehrte Trübung bestehen, die durch Phosphate und Karbonate bedingte stärkere Trübung verschwindet auf den Essigsäurezusatz: Der Harn wird ganz klar. Bei den Karbonaten erfolgt die Klärung unter Entwicklung von Kohlensäure (Gasbläschen), bei den Phosphaten geht sie ohne Gasentwicklung vor sich. Ändert sich die Trübung durch Kochen nicht, so kann es sich entweder um Beimengung von Schleim oder Sperma oder um eine Bakteriurie handeln. Die Unterscheidung ist durch das Mikroskop zu fällen. Übersichtlich ergibt sich folgendes Schema:

Der trübe Harn wird in einer Eprouvette gekocht:

<table>
<tr><th>Die Trübung verschwindet:</th><th colspan="2">Die Trübung wird stärker:</th><th>Die Trübung bleibt gleich:</th></tr>
<tr><td>Harnsaure Salze</td><td colspan="2">auf Zusatz von Essigsäure:</td><td>Bakteriurie</td></tr>
<tr><td></td><td>bleibt bestehen</td><td>verschwindet</td><td>Spermaturie</td></tr>
<tr><td></td><td>Pyurie</td><td>Phosphaturie
Karbonaturie</td><td></td></tr>
</table>

Wollen wir ohne Mikroskop den Eiter chemisch nachweisen so bedienen wir uns der Donneschen Eiterprobe. Wir geben den Urin in ein Spitzglas, lassen das Sediment absetzen, messen die darüber stehende Harnschicht ab und versetzen das Sediment mit konzentrierter Kalilauge. Hierauf rühren wir das Gemisch mit einem Glasstäbchen um: Ist Eiter vorhanden, so entsteht eine gallertige, fadenziehende Masse, bei geringem Eitergehalt eine trübe klebrige Flüssigkeit.

Die früher geschilderten Untersuchungsmethoden ergeben folgende übersichtliche differentialdiagnostische Tabelle (s. S. 22).

Die Diagnosestellung des chronischen Stadiums der Urethritis ist schwieriger als die der akuten und subakuten Urethritis, die Durchführung der Differentialdiagnose zwischen chronischer Gonorrhoe und postgonorrhoischem Katarrh von besonderer Wichtigkeit.

Auch bei der Diagnose der chronischen Urethritis werden wir zwei Faktoren stets zu berücksichtigen haben: Das ätiologische Moment und die Lokalisation der Erkrankung.

Zunächst hat eine genaue Untersuchung des Orificium urethrae zu erfolgen. Der Kranke soll möglichst lange nach der letzten Miktion zum Arzt kommen; am zweckmäßigsten nimmt man die Untersuchung in der Frühe vor, noch ehe der Kranke vorher uriniert hat. Die Menge und Art der durch eine chronische Urethritis bedingten Sekretion hängt von der Art und Ausdehnung der pathologischen Veränderungen ab. Sind sie stark und ausgedehnt, so bewirken sie ein fortwährendes Aussickern, das zunimmt, je länger der Kranke nicht uriniert hat. Daher ist frühmorgens die Sekretion am stärksten und der Kranke sieht beim Erwachen das berüchtigte „Morgentröpfchen“ (Bon-jour-Tropfen, Goutte militaire). Der Tropfen kann hellgelb-eitrig oder mehr schleimig sein. Oft muß das Sekret erst durch Druck herausbefördert werden und ist dann mehr serös und von grauer oder grauweißer Farbe. Mitunter ist die Harnröhrenöffnung nur leicht verklebt; dann ist die Eiterung nicht stark genug, um vor die Lippen des Orificiums zu treten. Das geringe Sekret trocknet rasch ein und verklebt das Orificium. Auf alle Fälle ist eine mikroskopische Untersuchung durchzuführen. Bei reichlicherer seröser Sekretion ist an eine Urethralsklerose zu denken. Inspektion der Harnröhrenöffnung, Palpation des Orificiums und eine Spirochätenuntersuchung wird die Diagnose ermöglichen.

Von besonderer Wichtigkeit ist in diesem Stadium der Erkrankung die Feststellung, ob die Urethritis gonorrhoischer Natur ist

Erkrankung	2-Gläser-Probe	3-Gläser-Probe	Irrigationsprobe	Wolbarstprobe	Essigsäurezusatz	Sekret	
						makroskopisch	mikroskopisch
Urethritis acuta anterior	U_1 +++ U_2 Ø	U_1 +++ U_2 Ø U_3 Ø	U_1 Ø U_2 Ø	U_1 ++ U_2 +	U_1 +++ U_2 Ø	+++	GK +++ EK +++
Urethritis acuta totalis	U_1 +++ U_2 + — +++	U_1 +++ U_2 + bis ++ U_3 + bis ++	U_1 ++ U_2 ++	U_4 ++	U_1 +++ U_2 + bis +++	+ bis ++	GK +++ EK +++
Urethrocystitis	U_1 +++ U_2 +++	U_1 ++ U_2 +++ U_3 +++	U_1 ++ U_2 +++	U_3 ++	U_1 ++ U_2 +++	+	GK ++ EK +++ Blasenepithelien
Prostatitis	U_1 +++ U_2 +++	U_1 ++ U_2 ++ U_3 +++	U_1 ++ U_2 +++	U_5 ++	U_1 ++ U_2 +++	±	GK + EK ++
Phosphaturie	U_1 ++ U_2 ++	U_1 ++ U_2 ++ U_3 ++	U_1 ++ U_2 ++	U_1 + U_2 Ø U_3 ++ U_4 ++ U_5 ++	U_1 Ø U_2 Ø	Ø	Kristalle
Bakteriurie	U_1 ++ U_2 ++	U_1 ++ U_2 ++ U_3 ++	U_1 ++ U_2 ++	U_1 + U_2 Ø U_3 ++ U_4 ++ U_5 Ø	U_1 ++ U_2 ++	Ø	GK Ø EK + Bakterien +

Es bedeutet: U_1, U_2, U_3 = erste, zweite, dritte Harnportion; GK = Gonokokken; EK = Eiterkörperchen ±, +, ++, +++ Stärke der Trübung; Ø klarer Harn.

oder ob es sich um einen postgonorrhoischen Katarrh handelt. Für solche Fälle muß neben der Methylenblaufärbung auch die Untersuchung nach Gram vorgenommen werden. Das Sekret bei chronischer Urethritis enthält mikroskopisch verschiedene Bestandteile, welche in wechselndem Verhältnis vorhanden sein können: Mikroorganismen, Leukozyten, Epithelzellen, Schleim. Durch das mikroskopische Bild gewinnen wir einen Überblick über Art und Form der Erkrankung.

Für die chronische Urethritis gonorrhoica sind zwei Faktoren von besonderer Wichtigkeit: Das Vorkommen von Gonokokken und zweitens das Vorhandensein von zahlreichen Leukozyten. Es muß aber gleich betont werden, daß die Unmöglichkeit, Gonokokken im Sekret nachweisen zu können, die gonorrhoische und daher infektiöse Natur der Sekretion durchaus nicht ausschließt. Ferner wird bei chronischen Urethritiden eine einmalige mikroskopische Untersuchung nicht zum Ziele führen. Ein Sekret, bei dem Gonokokken nicht gefunden wurden, das aber fast ausschließlich aus Eiterkörperchen besteht, namentlich wenn andere Mikroorganismen fehlen, spricht mit großer Wahrscheinlichkeit für Gonorrhoe. Dagegen läßt ein Ausfluß, bei dem mikroskopisch reichlich Schleim zu finden ist, der von einer Hypersekretion erkrankter Drüsen stammt und Epithelzellen enthält, wobei nur vereinzelte Leukozyten anzutreffen sind, bei dem ferner eine reichliche Flora von Mikroorganismen zu sehen ist, mit Wahrscheinlichkeit die Diagnose chronische katarrhalische nicht gonorrhoische Urethritis oder postgonorrhoischer Katarrh zu. Ein negativer Gonokokkenbefund im Sekret einer chronischen Urethritis ist noch von keiner entscheidenden Bedeutung; erst die anderen durchgeführten Untersuchungsmethoden gestatten dann, die Diagnose zu stellen. Keinesfalls genügt aber eine einmalige Untersuchung. Wir werden für diese Fälle mit Vorteil das Kulturverfahren und die später bei der Feststellung der Heilung einer Gonorrhoe zu besprechenden bakteriologischen und serologischen Maßnahmen heranziehen. Der untersuchende Arzt muß sich dabei immer der Wichtigkeit seiner Entscheidung bewußt sein, die er zu treffen hat, und darf nicht Hilfsmittel, die ihm, wenn nicht persönlich, so doch durch Laboratorien zur Verfügung stehen, abweisen.

Wurde nun versucht, durch mikroskopische Untersuchung den Fall ätiologisch zu analysieren, so muß — und dies ist für die chronische Urethritis von besonderer Bedeutung — die topische Diagnose gestellt werden. Wir haben zunächst wie bei der akuten und subakuten Urethritis vorzugehen und beginnen mit dem Harnbefund. Die Zwei- und Dreigläserprobe ist für die Lokalisationsdiagnose der chronischen Urethritis von untergeordneter Bedeutung. Es bergen beide Proben so viele Fehlerquellen in sich, daß sie bei der chronischen Urethritis kaum einwandfreie Resultate zu geben imstande sind. Viel wichtiger sind die Jadassohnsche Irrigationsprobe, das Perutzsche Pilokarpinverfahren und vor allem die Wolbarstsche Untersuchungsmethode. Bei allen diesen Verfahren ist es von Wichtigkeit, daß der Patient den Harn möglichst lange zurückhält, um in der Urethra so viel Sekret wie möglich sich ansammeln zu lassen. Je chronischer die Urethritis, je älter der Krankheitsprozeß ist, um so geringer werden die Krankheitsveränderungen im Harn sichtbar sein.

Während im akuten und subakuten Stadium die Trübung des Urins das Bild beherrscht, werden wir bei der chronischen Urethritis nur eine geringgradige Trübung wahrnehmen, dafür aber diejenigen Elemente im mehr oder weniger klaren Harn antreffen, die man als Tripperfäden oder Filamente bezeichnet. Diese Filamente sind je nach ihrer Zusammensetzung von verschiedenem Aussehen: bald dick und plump und fallen dann rasch zu Boden, bald schwimmen sie sehr lange im Urin herum, bald sind sie dünn und lang, dann wiederum klein und flockig. Je länger, durchsichtiger und leichter die Fäden sind, um so weniger Eiterkörperchen enthalten sie. Sie bestehen dann vorwiegend aus Schleim und Epithelien. Die Gonokokken sind eher in den rein eitrigen Fäden anzutreffen; aber ohne mikroskopische Untersuchung, nur aus dem bloßen Betrachten kann man keineswegs feststellen, ob die Filamente gonokokkenführend sind. Findet man trübe eitrige Klümpchen im Harn schwimmen, so läßt dieser Befund eine aktive Beteiligung der Follikel und Schleimdrüsen der Harnröhre vermuten. Nach Lumb unterscheiden wir folgende Arten von Filamenten:

A. Schwere Filamente:

1. Schleimig-eitrige Fäden, die sich immer bei akuten Urethritiden finden;

2. Tripperfäden, die wie ein Komma oder Ausrufungszeichen aussehen und aus den Ausführungsgängen der Prostata stammen. Obwohl sie nur bei Prostatitis gefunden wurden, kann man sie nicht in jedem Falle von Erkrankung der Vorsteherdrüse nachweisen.

B. Leichte Filamente:

1. Eigentliche kommaförmige Fäden, die fein und gebogen sind und die bei Entzündungen der Littreschen Drüsen anzutreffen sind;

2. flache Filamente, die mikroskopisch nur aus Epithelzellen bestehen und keine Eiterkörperchen enthalten, sie sind 2 bis 3 mm lang;

3. fein gewundene, ineinanderhängende Filamente, die sich beim Schwenken des Uringlases voneinander loslösen. Diese Filamente finden sich bei beginnender Heilung.

Eine weitere Eigenschaft der Filamente hat eine gewisse diagnostische Bedeutung: Die Tripperfäden lösen sich verschieden rasch im Harn auf, und zwar schwinden die reichlich leukozytenhaltigen Filamente eher aus dem Harn als die resistenten Epithelfäden. Finger stellt jenen Kranken, deren Morgenurin nach längerem Stehen noch reichlich Fäden aufweist, eine günstigere Prognose als solchen, deren Harn nach dem Urinieren reichlich Filamente enthält, aber fast fadenfrei in die Ordination gebracht wurde. Diese Beobachtung hat durch R. O. Stein dahin seine Erklärung gefunden, daß im normalen Harn das Schwinden der Tripperfäden durch einen Verdauungsprozeß bedingt wird, der durch das im Harn ausgeschiedene Pepsin vollzogen wird. Die reichlich Epithelzellen enthaltenden Filamente widerstehen dem Pepsinverdauungsprozeß viel länger als die Tripperfäden, welche Leukozyten führen.

Die Filamente müssen einer mikroskopischen Untersuchung unterworfen werden. Zur Untersuchung von Flocken und Fäden aus dem Urin empfiehlt es sich, sie entweder mittels Platinöse aufzufangen oder mittels einer Pipette aufzusaugen. Recht zweckmäßig ist das Verfahren von Oelze: „Man läßt in einem Spitzglas sich die Filamente zu Boden setzen, gießt den Urin ab und füllt mit destilliertem Wasser auf. Auf diese Weise entfernt man die Salze, die, wenn man die Flocken direkt aus dem Harn herausfischt, das mikroskopische Bild stören. Am leichtesten bekommt man die Filamente auf den Objektträger, wenn man das Spitzglas in eine breite Schale entleert; man kann dann die Fäden bequem auf den Objektträger heraufziehen.“ Nun wird durch Ansaugen mittels Filtrierpapiers die Flüssigkeit entfernt, ein noch vorhandener Rest durch vorsichtiges Erwärmen zum Schwinden gebracht und mit Löfflers alkalischem Methylenblau oder nach Gram gefärbt. Die Filamente bestehen aus einer schleimartigen Grundsubstanz, in welche Leukozyten oder Epithelzellen eingelagert sind. Es wäre noch zu bemerken, daß sich aus Filamenten Gonokokken nicht kultivieren lassen, auch wenn sie im mikroskopischen Bild reichlich zu sehen waren.

Der bisher geschilderte Verlauf der Untersuchung gestattet uns, wichtige Schlüsse zu ziehen, gestattet aber noch keineswegs, eine endgültige Lokalisationsdiagnose zu stellen. Für diese Zwecke ist die instrumentelle Untersuchung der Harnröhre heranzuziehen. Die instrumentelle Untersuchung der Harnröhre wird mit der Knopfsonde (Bougie à boule) vorgenommen. Es ist dies eine elastische Bougie, die an einem Ende einen nach vorne zugespitzten Knopf, am anderen zumeist eine Olive trägt. Der Knopf der Bougie setzt sich scharf gegen seinen Schaft ab. Wir verwenden die Knopfsonde, um über Länge und Weite der Harnröhre Aufschluß zu bekommen, ganz besonders aber, um uns über Veränderungen in der Elastizität der Harnröhre, über Infiltrate und Strikturbildungen zu informieren. Beim Herausziehen der Sonde wird, namentlich wenn man den Crippaschen Versuch vornimmt, Sekret aus den Drüsen ausgepreßt werden, das dann mikroskopisch untersucht werden kann. Man wählt jene Knopfsonde, welche gerade den Meatus passiert (20 bis 22 Charrière). Zum Schlüpfrigmachen der Bougie á boule ist es, wenn man eine Sekretuntersuchung vornehmen soll, nicht angezeigt, steriles Öl oder Glyzerin zu verwenden, die das mikroskopische Bild beeinträchtigen können. Es genügt, die Knopfsonde mit steriler physiologischer Kochsalzlösung zu befeuchten. An zwei Stellen der Harnröhre ist ein Widerstand zu spüren, der zu diagnostischen Irrtümern Veranlassung geben kann. Zunächst die Fossa navicularis, die kurz hinter dem Orificium externum liegt. Hier findet die Sonde ein Hindernis in der sogenannten Valvula fossae navicularis (Guerinsche Klappe), einer Schleimhautfalte, welche an der oberen Wand der Fossa navicularis halbmondförmig ausgespannt ist und manchmal, wenn sie stärker entwickelt ist, die Sonde nur mit Mühe durchläßt. Hier kann sich der Sondenknopf verfangen, wenn man sich beim Einführen des Instrumentes nicht an die dem Frenulum zugekehrte Wand der Harnröhre hält. Die zweite Stelle ist der Bulbus urethrae, der besonders weit ist. Bei etwas schlafferer Schleimhaut verfängt sich das Instrument und kann ein Weiterschieben unmöglich machen. Wird der Penis straff ausgezogen, so kann auch dieses Hindernis überwunden werden und die Sonde bis an den Anfang der hinteren Harnröhre gebracht werden. Beim Hin- und Herschieben der Sonde kann man leicht die infiltrierten, sowie die verengten Stellen spüren. Wichtig ist ferner zu wissen, daß frischere entzündliche Veränderungen wegen ihres Gefäßreichtums leicht bluten. Zur Feststellung harter Infiltrate (Strikturen) wählt man Sonden kleineren Kalibers, Sonden, die gerade noch die Striktur passieren.

Um das Sekret der endourethralen Drüsen zu untersuchen, macht man den Crippaschen Versuch: Der Kranke uriniert zuerst, hierauf wird die vordere Harnröhre mit Borsäurelösung ausgespült. Die nicht eingefettete Knopfsonde wird dann bis zum Schließmuskel eingeführt. Der Penis des Patienten wird auf den Bauch des Kranken gelegt. Nun drückt man ihn mit der linken flachen Hand fest an und zieht mit der rechten die Knopfsonde langsam unter ständigem Druck aus der Harnröhre heraus. Auf diese Weise werden die Drüsen ausgedrückt und man erhält Eiter, manchmal mit Gonokokken. Das ausgequetschte Sekret sammelt sich hinter dem Rand des Knopfes der Sonde an und kann, auf einen Objektträger gebracht, mikroskopisch untersucht werden. Wenn wir dann etwa nochmals die Harnröhre ausspülen, können wir in der Spülflüssigkeit Filamente vorfinden, die auch einer Untersuchung unterzogen werden müssen.

Man kann auch eine Untersuchung der Harnröhre mit geraden Metallsonden vornehmen. Das eingeführte Instrument wird mit der linken Hand fixiert, mit der rechten wird dann der Penis abgetastet. Infiltrierte Lakunen kann man als stecknadelkopfgroße Verdickung spüren (Verwechslung mit vergrößerten Talgdrüsen der Penishaut!). Auch derbe Infiltrate kann man ganz gut auf der Metallsonde fühlen. Allerdings können die Corpora cavernosa die Palpation beeinträchtigen.

Zur Untersuchung mit der Knopf- oder Metallsonde eignen sich nur jene Fälle, bei denen die akuten Erscheinungen schon abgeklungen sind. Bei akuter Gonorrhoe ist ein intraurethraler Eingriff strengstens kontraïndiziert.

Zur Ausmessung des Harnröhrenlumens bedient man sich des Urethrometers. Dieses von Otis angegebene Instrument wird in geschlossenem Zustand, mit einer Gummikappe geschützt, bis zum Bulbus eingeführt und daselbst, soweit es geht, geöffnet. Beim Herausziehen des Instrumentes aus der Harnröhre merkt man, daß die Dehnungsfähigkeit des Urethralrohres immer mehr abnimmt. Schroffe Abnahme des Kalibers der Harnröhre an gewissen Stellen zeigt das Vorhandensein von Strikturen an.

Das wichtigste Instrument zur Feststellung der Diagnose ist aber das Endoskop.

Die Endoskopie darf wie jeder andere instrumentelle endourethrale Eingriff nur dann vorgenommen werden, wenn keine wesentlichen Reizerscheinungen mehr vorhanden sind. Bei diffus katarrhalischen oder mehr eitrigen Zuständen ist das Einführen jedes Instrumentes kontraindiziert. Zur Endoskopie wird ein zylindrisches Rohr in die Harnröhre eingeführt und die Schleimhaut mittels Beleuchtung sichtbar gemacht. Durch die Endoskopie können wir sowohl die vordere als auch die hintere Harnröhre untersuchen. Bei der Endoskopie der vorderen Harnröhre wird ein mit einem Obturator versehener Tubus bis zum Bulbus eingeführt, der Obturator entfernt und das Gesichtsfeld, sei es direkt durch Einführung eines kleinen Lämpchens oder indirekt durch Spiegelreflexion einer Lichtquelle belichtet. Hierauf wird der Tubus von hinten nach vorne in drehender Bewegung, um alle Schleimhautpartien besichtigen zu können, aus der Harnröhre gezogen. Der belichtete Schleimhautkegel wird als Trichter bezeichnet. Man erkennt die Farbe, den Glanz, die Oberflächenbeschaffenheit und die Falten der Schleimhaut, die Tiefe des Trichters, die Gefäßzeichnung und die Drüsenmündungen. Diejenige Partie des Harnröhrenlumens, an welche sich die durch den Tubus auseinandergehaltenen Wände wieder aneinanderlegen, werden als Zentralfigur bezeichnet. Die wichtigsten Merkmale der normalen, nicht erkrankten Harnröhrenschleimhaut sind ihr Glanz, ihre Dehnbarkeit und die gleichmäßige und deutliche Gefäßzeichnung. Die Ausführungsgänge der Littreschen Drüsen sind so klein, daß man sie normalerweise nicht sieht. Ebenso sind die Eingänge in die Cowperschen Drüsen nicht sichtbar. Dagegen kann man die Öffnungen der Morgagnischen Lakunen sehen.

Bei pathologischen Zuständen ist vor allem die Gefäßzeichnung, der Glanz und die Farbe der Schleimhaut verändert. Die beiden wichtigsten Veränderungen bei chronisch-entzündlichen Zuständen der Harnröhrenschleimhaut sind das weiche und das harte Infiltrat. Das weiche Infiltrat ist durch einige Merkmale charakterisiert: Die Farbe ist tiefdunkelrot, es besteht eine Hyperämie und eine vermehrte Gefäßentwicklung; die infiltrierten Stellen bluten leicht, die Epitheldecke ist geschädigt, die Faltenbildung ist geringer oder ganz aufgehoben, die Zentralfigur spaltförmig, deformiert, oft verzogen. Die Drüsen sind erkrankt; ihre Öffnung ist sichtbar, sie erscheinen als roter, stecknadelkopfgroßer Punkt mit oder ohne entzündlichen Hof. Kommt es zu einer Verlegung der Öffnung, so daß sich der pathologische Inhalt nicht entleeren kann, so kommt es zur Bildung von kleinen Cysten, die man als transparente Knötchen sieht (Urethritis cystica). Ist der Inhalt der Drüsen eitrig, so findet man Abszesse oder Pseudoabszesse (Jadassohn). Wenn diese kleinen Abszesse geöffnet sind, sieht man Eiter aus einer kleinen Öffnung austreten. Tritt fibrilläres Bindegewebe an Stelle der Infiltration, so entsteht das harte Infiltrat. Die Farbe der Schleimhaut ist durch Umwandlung des Übergangsepithels in Plattenepithel (Metaplasie) blaß, wachsartig, der Glanz ist vermindert, die radiären Falten sind durch Narbenzüge ersetzt. Der Trichter ist tiefer als normal, die Zentralfigur entstellt, die Drüsenmündungen entweder völlig fehlend oder klaffend oder in Pseudoabszesse umgewandelt. Ist das Epithel durch Metaplasie trüb, so spricht man von einer Leukoplakia mucosae urethrae. Kommt es zu einer Wucherung des metaplastischen Epithels, die den Eindruck von membranösen Auflagerungen erweckt, so spricht man von einer Psoriasis mucosae urethrae (Oberländer). Die Leukoplakie kann aber auch ohne Induration bei hartnäckigen Katarrhen nichtgonorrhoischen Ursprungs angetroffen werden.

Die Endoskopie der hinteren Harnröhre wird mit einem Irrigationsendoskop (Wossidlo, Goldschmied, Glingar) vorgenommen. Auch bei der Betrachtung der hinteren Harnröhre ist auf die vom Blutgehalt abhängige Farbe der Schleimhaut und auf die Gefäßzeichnung zu achten. Die Ausführungsgänge der Ductus ejaculatorii sind kaum zu sehen. Wichtig ist die Inspektion des Colliculus seminalis, der entweder im Anschluß an eine Urethritis totalis mitaffiziert oder isoliert erkrankt sein kann. Nach Glingar findet man entweder eine Colliculitis erythematosa (Hyperämie, Schwellung der Schleimhaut, Neigung zu Blutung) oder eine Proliferation der Schleimhaut (Polypen, Papillome) oder eine Atrophie als Ausgangspunkt einer chronischen Urethritis oder Colliculitis indurativa als Folge von Narben nach Abszessen und als Alterserscheinung.

Welche Fälle eignen sich nun zur Endoskopie? Jeder Fall, bei dem nicht gewisse Kontraindikationen vorhanden sind. Eine Endoskopie ist zunächst einmal kontraindiziert bei allen entzündlichen Erkrankungen der vorderen Harnröhre im Stadium starker Eiterung. Dabei ist es gleichgültig, ob es sich um eine frische Infektion oder um ein Rezidiv handelt. Dann ist eine absolute Kontraindikation zur Endoskopie gegeben, wenn die Gefahr besteht, durch diese Methode akute Komplikationen, wie Epididymitis, Prostatitis und so weiter zu setzen. Dies ist bei noch entzündlichen Erkrankungen der hinteren Harnröhre der Fall. Wenn diese zwei Gegenanzeigen fehlen, kann jeder Kranke endoskopisch untersucht werden.

Die Hauptdomäne ist aber das subakute und chronische Stadium der Gonorrhoe, wenn wir einerseits mit unseren Untersuchungsmethoden keine einwandfreie Diagnose stellen können und wenn sich andererseits das Abklingen des Krankheitsverlaufes über Gebühr in die Länge zieht. Und in diesen Fällen eröffnet sich ein neuer Weg der Behandlung: Die topische Therapie der Schleimhaut unter Kontrolle des Auges. Die Therapie durch das Endoskop gestattet, den Krankheitsherd ohne Mitbeteiligung der Umgebung direkt isoliert anzugehen, und führt dadurch rascher zum Ziel. Als wichtige Indikation für die Endoskopie hat die Inspektion der Harnröhrenschleimhaut zur Feststellung der Heilung zu gelten.

Wenn auch die Endoskopie vom allgemeinen Praktiker nicht durchgeführt werden kann, so ist es doch wichtig zu wissen, wann er seinen Kranken raten soll, sich dieser Untersuchungsmethode zu unterziehen, welche Aussichten eine Endoskopie bieten und wie die Befunde zu werten sind.

Zum Schlusse noch einige Worte über die Anlegung der Krankengeschichte. Die bisher geübte Methode, die Befunde und die Therapie fortlaufend einzutragen, ergibt kein übersichtliches Bild über den Verlauf der Erkrankung. Man schreibt dabei viel, ersieht daraus wenig, übersieht so manches. Die graphische Registrierung des Krankheitsverlaufes, wie sie Sklarek angegeben hat, bewährte sich mir seit einer Reihe von Jahren. Als Richtschnur dient dabei das mikroskopische Bild, das wesentliche Bedeutung nicht nur als Kontrolle unseres therapeutischen Vorgehens hat, sondern uns auch anzeigt, wie wir die weitere Therapie zu gestalten haben. Der mikroskopische Befund wird in ein Liniensystem eingetragen und gerade so, wie das sonst bei Kurven üblich ist, durch Striche miteinander verbunden, welche auf diese Weise eine Kurvenlinie bilden. Dadurch gewinnt man ein überaus übersichtliches Bild der Veränderungen des mikroskopischen Befundes, also des Verlaufes der Erkrankung während der Behandlung. Trennt man nun die einzelnen Befunde durch senkrechte Striche voneinander, so bilden diese mit dem Liniensystem eine obere und eine untere Reihe von Quadraten, welche dazu benützt werden können, den Urinbefund darin einzutragen. In die unteren Quadrate wird der Urinbefund der vorderen, in die oberen der der hinteren Harnröhre eingetragen, wobei bei klarem Urin diese Quadrate unverändert bleiben. Bei trübem Urin zeichnen wir eine Schraffierung ein, die stärker oder schwächer dem Grade der Trübung des Urins entspricht. In die Ordinaten tragen wir uns äußerst links das mikroskopische Bild aufgelöst ein. Wir bezeichnen Eiterkörperchen mit EK und Epithelzellen mit EP, Gonokokken werden mit einem schwarzen Kreis bezeichnet, Fehlen von Gonokokken mit einem weißen Kreis und notieren das Verhältnis der Eiterkörperchen zu den Epithelzellen, und zwar ob Eiterkörperchen in größerer Anzahl vorhanden sind als die Epithelzellen, ob sie in gleicher Menge im mikroskopischen Bilde sichtbar sind oder ob die Epithelien überwiegen. Sind hauptsächlich Eiterkörperchen vorhanden, so bezeichnen wir dies mit EK, beherrschen die Epithelzellen das mikroskopische Bild, dann schreiben wir EP. Sind mehr Eiterkörperchen als Epithelzellen vorhanden, so zeichnen wir dies mit EK > EP ein, sind Eiterkörperchen ungefähr in der

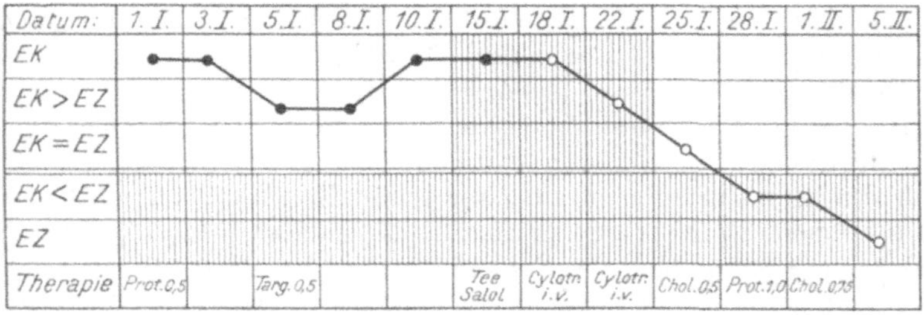

Abbildung 2.

gleichen Anzahl wie Epithelien im mikroskopischen Bilde zu sehen EK = EZ, sind aber mehr Epithelien als Eiterkörperchen, dann schreiben wir EK < EP. Im oberen Teil jeder Rubrik ist das Datum, im unteren Teile die Therapie eingetragen. Die graphische Registrierung eines solchen Falles ergibt nachstehendes übersichtliches Bild.

Aus dieser Kurve gewinnen wir somit ein übersichtliches Bild. Wir sehen z. B., daß bei positivem Gonokokkenbefund am 15. I. eine Urethritis totalis eintrat, die sich aber schon am 10. I. ankündigte: Der mikroskopische Befund verschlechterte sich. Es erfolgt hierauf am 22. I. eine Besserung, die am 5. II. zu geringem epithelialem Ausfluß, einem klaren Urin führte. Diese Kurve ist leicht anzulegen und viel übersichtlicher als groß angelegte Krankengeschichten.

III. Die Klinik der akuten Urethritis.

Die Inkubationszeit der Gonorrhoe der vorderen Harnröhre beträgt im Mittel drei Tage, doch sind sichergestellte Fälle bekannt, bei denen die ersten Erscheinungen schon nach 1 bis 2 Tagen, anderseits erst — allerdings als große Seltenheit — am 19. Tag auftraten. Im allgemeinen ist beim Erstlingstripper die Inkubationszeit kürzer als bei nachher akquirierten Gonorrhoen. Im ersten Falle schwankt die Dauer der Inkubation zwischen drei und fünf, bei späteren Infektionen zwischen fünf und sieben Tagen.

Im Prodromalstadium empfindet der Kranke ein leichtes Kitzeln am Orificium urethrae, das etwas gerötet ist. Die Labien des Orificiums können, wenn der Kranke längere Zeit den Harn zurückgehalten hat, etwas verklebt sein; die Harnentleerung macht noch keine sonderlichen Beschwerden. Nach kurzer Zeit nimmt die schleimige Sekretion zu (Stadium floritionis), die sich in eine zuerst milchige, dann rahmige, etwas später in eine rahmig-gelbe, später mehr grünliche Eiterabsonderung umwandelt. In gleicher Weise nehmen auch die anderen entzündlichen Erscheinungen zu: Das Orificium urethrae ist stark gerötet, die Harnröhre namentlich bei Erektionen stark schmerzhaft, das Urinieren sehr beschwerlich. Durch die Schwellung der Schleimhaut ist der Harnstrahl schmäler, die Miktion infolge von Schmerzen wesentlich erschwert. Es besteht kein Fieber. In typisch verlaufenden Fällen erfolgt gegen Ende der dritten Woche eine Besserung der objektiven und subjektiven Symptome: Die entzündlichen Erscheinungen nehmen ab, der Ausfluß wird zunächst dünnflüssiger, zum Schluß nur schleinig. Auch diese Sekretion schwindet in der 6. bis 7. Woche. Der Ausgang der akuten Urethritis anterior gonorrhoica kann sein:

1. Heilung (Restitutio ad integrum),
2. Übergreifen auf die hintere Harnröhre oder
3. Übergang in das chronische Stadium (Urethritis chronica).

Der mikroskopische Befund des Sekretes ergibt je nach dem Stadium, in welchem sich die Krankheit befindet, verschiedene Bilder. Im Prodromalstadium finden wir reichlich Epithelzellen mit zahlreichen extrazellulär gelegenen Gonokokken, reichlich Schleim und ganz vereinzelte Leukozyten. Allmählich nehmen die Eiterkörperchen zu und wir finden in der ersten Woche nach der Ansteckung das charakteristische Bild: Im ganzen Gesichtsfeld sind Leukozyten zu finden. Die Gonokokken liegen hauptsächlich intrazellulär, vereinzelt auch noch außerhalb der Zellen. Im weiteren Verlaufe nimmt die Zahl der Eiterkörperchen immer mehr ab, es erscheinen Epithelzellen, die bald in größerer Anzahl vorhanden sind als die Eiterkörperchen. Zum Schlusse werden wir nur reichlich Schleim und Epithelien finden, wobei die Eiterkörperchen fast ganz geschwunden sind. Das Auftreten von Mikroorganismen bei Fehlen von Gonokokken werden wir als signum boni ominis auffassen.

Entsprechend dem klinischen und mikroskopischen Bilde verhält sich auch der Harnbefund: Die Trübung des Urins steht im direkten Verhältnis zur Menge des produzierten Sekretes; dieses steht wieder in direktem Verhältnis zur Ausdehnung der erkrankten Schleimhaut.

Für die Prognose ist die 2. bis 3. Woche von entscheidender Bedeutung: sie bedeutet den Wendepunkt, die Zeit, in welcher entweder eine wesentliche Besserung erfolgt oder Komplikationen auftreten. Das Ende der zweiten Woche erfordert daher eine genaue Beobachtung des Kranken und eine vorsichtige Indikationsstellung bezüglich der nunmehr einzuschlagenden Therapie. In diesem Zeitpunkte entscheidet es sich, da bei normalem Verlaufe die entzündlichen Erscheinungen abzunehmen pflegen, ob die Gonorrhoe eine Urethritis anterior bleibt.

Abweichungen von der Norm können nach zwei Richtungen auftreten; einmal können die entzündlichen Erscheinungen ganz geringgradig sein: Die Gonorrhoe fängt schon gleich zu Beginn als subakute Urethritis an. Gerade diese Formen von Gonorrhoen sind prognostisch ungünstiger und gehen viel häufiger ins chronische Stadium über als Erkrankungen, die gleich zu Beginn die normalen Reizerscheinungen zeigen.

Eine andere Abweichung von der Norm ist der perakute Beginn der Erkrankung: Starkes Ödem des Präputiums, sehr reichliches, oft blutig tingiertes Sekret („russischer Tripper"), sehr schmerzhafte Harnentleerung, die wegen der starken Schwellung der Harnröhrenschleimhaut oft nur tropfenweise erfolgt. Schmerzhafte Erektionen, die stundenlang anhalten, sind sehr häufig, wobei es zu Verunstaltung des Penis kommen kann. Die Glans ist in den leichten Fällen nach unten abgebogen, in schweren Fällen ist das ganze Glied bogenförmig gekrümmt (Chorda venerea). Wird dabei — was früher häufiger geschah — versucht, den Penis gewaltsam in die normale Stellung zu bringen, so kann es zu recht unangenehmen, ja lebensbedrohlichen Komplikationen kommen: durch Zerreißung der Urethra entstehen heftige Blutungen mit Entzündung der Schwellkörper, Gangrän des Penis, Urininfiltration, Sepsis.

Eine dritte, vielleicht häufigste Abweichung von der Norm ist das Auftreten von Rezidiven. Der Krankheitsprozeß erreicht in der üblichen Art um die Mitte der dritten Woche seinen Höhepunkt, es erfolgt hierauf die Überschreitung der Akme, das subakute Stadium beginnt einzutreten, da setzt plötzlich ein Rückfall ein: Steigerung der Sekretion, Verschlechterung des Harnbefundes, die subjektiven Beschwerden steigern sich; mikroskopisch beobachtet man eine Zunahme der Gonokokken und der Eiterkörperchen, während die epithelialen Elemente zurückgedrängt werden. Dieser Rückfall erreicht bald wieder seinen Höhepunkt, um entweder wie beim normal verlaufenden Tripper langsam abzuklingen oder neuerlich einer Rezidive Platz zu machen. Die Schwere der Rückfälle ist dabei meistens geringer. Schließlich kommt es doch zur Heilung.

Die ätiologische Diagnose der akuten Urethritis anterior wird bei mikroskopischer Untersuchung des Sekretes kaum Schwierigkeiten bereiten.

Ist eine Phimose vorhanden, so muß daran gedacht werden, daß ein Primäraffekt diesen Krankheitszustand bedingen kann. Inspektion und Palpation, sowie der positive Gonokokkenbefund werden leicht eine Differentialdiagnose zu stellen erlauben. Zu erwähnen wäre noch die Möglichkeit einer Doppelinfektion: Gonorrhoe plus Lues. In der dritten Woche nach der Ansteckung kann es zu einer durch eine Initialsklerose bedingten Phimose kommen. Die mikroskopische Untersuchung wird auch hier rasch Klarheit verschaffen. Zweitens kann eine Balanitis suppurativa oder eine Phimosis e balanitide suppurativa eine hyperakute Gonorrhoe vortäuschen. Auch für die Differentialdiagnose dieser Erkrankung wird die mikroskopische Untersuchung von entscheidender Bedeutung sein. Ferner kann ein Ulcus molle Veranlassung zu einer Phimose geben; meistens findet man dabei perigenitale Autoinokulationsschanker und entzündliche Lymphdrüsenveränderungen. Der Nachweis der Unna-Ducreyschen Bazillen sichert die Diagnose. Endlich können zerfallende Gummen auch zu einer Phimose führen. Der längere Bestand, das Fehlen akut entzündlicher Erscheinungen und der Ausfall der Wassermannschen Reaktion oder der Luetinprobe sind wichtige diagnostische Behelfe. Bei einer durch Zerfall eines Karzinoms bedingten Phimose sind das Fehlen entzündlicher Erscheinungen, der längere Bestand, das jauchige Sekret, das Fehlen von Gonokokken und Spirochäten, die multiplen Drüsenschwellungen und die Kachexie des Kranken Erscheinungen, welche für die Diagnose herangezogen werden. Schließlich kann eine Balanitis simplex die Ursache für eine Phimose abgeben. Das Fehlen aller Komplikationen, die geringe Vergrößerung der Glans, die relativ leichte Zurückschiebbarkeit der Vorhaut und der mikroskopische Befund sind zur Stellung der Diagnose wichtig.

Eine Chorda venerea kann Veranlassung geben, die Affektion mit einer Cavernitis zu verwechseln. Bei der umschriebenen Cavernitis ist die Differentialdiagnose leicht zu stellen. Bei den flächenhaften Formen ist daran zu denken, daß die Cavernitis akut entzündlicher Natur ist und nicht wie die Chorda venerea zeitweise, nur bei Erektionen auftritt. Gegenüber der Induratio penis plastica ist hervorzuheben, daß diese Affektion in einer schmerzlosen, eminent chronisch verlaufenden Verdickung der Schwellkörper besteht. Die Induration ist plattenartig und derb.

Gewisse Schwierigkeiten macht dagegen die Lokalisationsdiagnose. Während bei normal verlaufenden Gonorrhoen die Zwei- und Dreigläserprobe in der ersten und zweiten Woche diagnostische Klarheit verschafft, ist in der dritten Woche zur Feststellung der Diagnose die Irrigationsprobe nach Jadassohn heranzuziehen. Namentlich wenn der Krankheitsprozeß seinem Ende entgegengeht, müssen alle Methoden verwendet werden, um einerseits zu untersuchen, ob nicht die Erkrankung doch die hintere Harnröhre ergriffen hat, anderseits, um beim Schwinden der Erscheinungen die definitive Heilung, die Restitutio ad integrum, festzustellen. Instrumentelle Untersuchung, Endoskopie und die verschiedenen Provokationsverfahren müssen nach Schluß der Behandlung vorgenommen werden, um die schwerwiegende Frage zu entscheiden: Heilung der akuten Gonorrhoe und Feststellung der definitiven Gonokokkenfreiheit.

Die Urethritis posterior, die Erkrankung der hinteren Harnröhre ist als eine der häufigsten Komplikationen der vorderen akuten Harnröhrengonorrhoe aufzufassen. Der Schließmuskel, der die vordere Harnröhre von der hinteren Harnröhre trennt, setzt dem Vordringen von Gonokokken nach hinten einen Widerstand entgegen. Daher kommt es, daß sich in günstig verlaufenden Fällen von Urethritis anterior der gonorrhoisch-entzündliche Prozeß nicht weiter ausbreitet und auf die vordere Harnröhre beschränkt bleibt. Es ist aber nicht anzunehmen, daß plötzlich gegen Ende der dritten Woche dieser Widerstand nachläßt und dann das Eindringen infektiösen Materials gestattet. Viel eher dürften Änderungen der immunbiologischen Abwehrreaktionen des Organismus Ursache sein, daß sich in diesem Zeitpunkte Gonokokken in der hinteren Harnröhre ansiedeln können und dort entzündliche Erscheinungen auslösen, die das Krankheitsbild der Urethritis posterior bedingen. Die dritte Woche nach der Infektion bedeutet demnach einen Wendepunkt im Verlaufe der akuten Harnröhrengonorrhoe. Die Urethritis posterior ist von besonderer Wichtigkeit, weil sie die Ursache aller Adnexkomplikationen ist. Ohne Urethritis posterior keine Epididymitis, keine Prostatitis und keine Vesiculitis.

Greift die Gonorrhoe auf den hinteren Urethralabschnitt über, so tritt in dem klinischen Bild eine erhebliche Änderung ein. Die Entstehung der Urethritis posterior kann nun entweder schleichend, fast symptomlos oder ganz brüsk unter charakteristischen Symptomen erfolgen. Diese Symptome schwanken aber in weiten Grenzen. Die subjektiven Beschwerden sind außerordentlich verschieden; entweder werden sie nur als etwas vermehrter, kaum schmerzhafter Harndrang wahrgenommen oder das Harnen ist sehr häufig und von unangenehmen Drange begleitet. Ganz besonders schmerzhaft ist der Schluß der Miktion. Charakteristisch ist, daß der Harndrang auch nach Entleerung der Harnblase bestehen bleibt. Der Harndrang ist demnach vom Füllungszustand der Blase ganz unabhängig, da nur der Reiz der entzündeten hinteren Harnröhrenschleimhaut es ist, der die Veranlassung für diesen Harndrang gibt.

Durch krampfhafte Kontraktionen der Muskulatur, starke Entzündung und Empfindlichkeit der Pars posterior entsteht das Symptom des unterbrochenen Harnstrahles. Der Harn wird in dünnem Strahl schubweise entleert, der Urinakt durch kurze Pausen, wenn sich die Krämpfe in Sekunden oder Minuten gelöst haben, unterbrochen. In schweren Fällen, namentlich wenn eine Prostatitis die Gonorrhoe der hinteren Harnröhre kompliziert, tritt komplette Harnverhaltung ein. Der Harndrang wird als unwiderstehlich, gebieterisch, „imperiös" geschildert derart, daß der Kranke auf die Gefahr einer unbeabsichtigten Harnentleerung hin den Urin nicht zurückhalten kann. Ein weiteres Symptom, das fast immer mit starkem Harndrang vergesellschaftet ist, ist die terminale Hämaturie: Am Schlusse der Miktion wird blutiger Urin entleert. Die Menge des Blutes ist zumeist gering, manchmal werden aber auch größere Mengen Blutes ausgeschieden. Die Blutung hört bald wieder auf. Da aber immerhin etwas geronnenes Blut in der hinteren Harnröhre zurückbleibt, so ist bei der nächsten Harnentleerung entweder die erste Urinportion blutig oder der erste entleerte Harn enthält kleine blutige Flocken, die alsbald zu Boden sinken. Außer über Harndrang pflegen die Kranken über ein juckendes Gefühl und über schmerzhaften Druck am Damm und am After zu klagen. Während bei der Urethritis anterior Erektionen nicht so häufig sind, berichten die Kranken bei der Urethritis posterior über häufige, gelegentlich sehr schmerzhafte Pollutionen. Diese häufigen Pollutionen bei relativ seltenen Erektionen sind für einen entzündlichen Reizzustand des Caput gallinaginis so pathognomonisch, daß, wenn ein Kranker in der dritten oder vierten Woche der Urethritis über häufige Pollutionen zu klagen beginnt, der Arzt sich von dem Vorhandensein einer Urethritis posterior überzeugen muß.

Die Urinuntersuchung bei der Zwei- und Dreigläserprobe zeigt ein wechselndes Verhalten des Posteriorharnes. Bei der frischen akuten Urethritis posterior ist die Eiterbildung in der hinteren Harnröhre so reichlich, daß wenigstens nach längeren Urinpausen das Sekret aus der hinteren Harnröhre nach der Blase abfließt und die Posteriorharnportion trübt. Dabei ist aber immer der erste Urin trüber als der zweite. Wird der Kranke kurz nach einer Harnentleerung nochmals untersucht, so kann die zweite Portion klar sein, da in der Zwischenzeit zu wenig Sekret gebildet wurde, um in die Blase zu regurgitieren. Gerade dieser Wechsel zwischen klarer und trüber zweiter Urinportion bei langen oder kurzen Urinpausen ist für die Urethritis posterior charakteristisch und ein wertvolles differentialdiagnostisches Moment gegenüber einer wirklichen Cystitis. Die Jadassohnsche Irrigationsprobe und die Wolbarstsche Untersuchung wird namentlich bei subakuten Fällen wichtige Entscheidung zu treffen gestatten.

Von Allgemeinerscheinungen, welche eine Urethritis posterior macht, sind außer den früher geschilderten Harnbeschwerden das Fieber zu erwähnen, das selten zu fehlen pflegt. Es treten abends Temperatursteigerungen bis über 38^0 auf. Bei subakuten Fällen ist das Allgemeinbefinden kaum gestört. Zu erwähnen wäre noch, daß, wenn Kranke bei ihrer ersten Gonorrhoe eine Erkrankung der hinteren Harnröhre hatten, bei den nachfolgenden Trippern sich fast immer eine Urethritis posterior einstellt. Als Ursache des Übergreifens der Gonorrhoe von der vorderen auf die hintere Harnröhre sind, abgesehen von den eingangs erwähnten immunbiologischen Bedingungen, äußere Schädigungen, wie Exzesse in Baccho et Venere, Überanstrengungen, Sport anzuführen. Unzweckmäßiges Einspritzen, besonders zu stark reizender Substanzen, schlecht sitzende Suspensorien, Sekretstauungen in der vorderen Harnröhre, unnötiges Einführen von Instrumenten können das Übergreifen des Krankheitsprozesses nach rückwärts veranlassen.

Die Urethritis posterior erreicht rasch ihren Höhepunkt, braucht aber dann längere Zeit bis zur vollständigen Ausheilung. Auf der

Akme der Entzündung besteht die Gefahr des Übergreifens auf die Adnexe. Ist der Höhepunkt überschritten, so können Rückfälle den Heilungsverlauf verzögern. Pollutionen verschlechtern den Entzündungsprozeß und sind oft Ursache der Verschlimmerung.

Auch bei der Urethritis posterior können wir die drei Formen des Verlaufes finden: Die akute, die perakute und die subakute Form. Die Bedeutung der Urethritis posterior liegt in der Gefahr der Komplikationen. Die Prognose ist mit Vorsicht zu stellen. Als Nachkrankheit können Strikturen, Impotenz, Neurasthenia sexualis auftreten. Ist dies nicht der Fall, so geht die akute Posterior nicht so leicht wie die Urethritis anterior ins chronische Stadium über.

Die ätiologische Diagnose ist auch bei der Urethritis posterior von Wichtigkeit; denn ebenso wie bei der akuten Anterior gibt es bei der Urethritis posterior eine nichtgonorrhoische akute und subakute Entzündung der hinteren Harnröhre. Ist kein Eiter aus der Harnröhre zu erhalten, so wird die zweite Urinportion zentrifugiert und das Sediment auf dem Objektträger untersucht. Steht keine Zentrifuge zur Verfügung, so wird entweder der Harn in ein Spitzglas gegeben und sedimentieren lassen oder es wird der trübe Urin filtriert und aus dem Filrat eine mikroskopische Untersuchung vorgenommen. Für die Untersuchung der Sedimentpräparate ist die Gramsche Färbung notwendig, da die Leukozyten häufig zerfallen sind und die intrazelluläre Lagerung und die Form der Gonokokken nicht so gut hervortritt. Die topische Diagnose ist durch die Jadassohnsche Irrigations- und durch die Wolbarstsche Fünfgläserprobe zu stellen.

Bei der Differentialdiagnose sind einige Erkrankungen zu berücksichtigen. Zunächst die Urethrocystitis. Die Erscheinungen, die bei dieser Erkrankung auftreten, sind teilweise durch Beschwerden einer Urethritis posterior, teilweise durch die Erscheinungen einer Cystitis bedingt. Der Harndrang ist nur bei akuten Fällen kontinuierlich. In subakuten Fällen findet sich das Fingersche Symptom, das ist das Schwanken des Harndranges je nach der Lage des Kranken: Beim Stehen ist der Harndrang viel heftiger als beim Liegen. Bei der akuten Posterior ist der Posteriorurin trüb, aber weniger trüb als der Anteriorharn. Bei der Posterior besteht ein Wechseln der Trübung, einmal ist der Urin aus der hinteren Harnröhre trüb, dann wieder klar. Anders bei der akuten Urethrocystitis. Der Harn aus der hinteren Harnröhre ist ebenso trüb wie der aus der vorderen. Beide Harne haben aber eine intensivere Trübung als bei der Urethritis totalis. Mikroskopisch lassen sich aus dem Sediment folgende Unterschiede erheben. Bei der Urethritis posterior findet man reichlichst zum Teil gonokokkenführende Eiterzellen. Bei der Urethrocystitis findet man zahlreiche Blasenepithelien. Bei der akuten Cystitis ist der Urin des zweiten oder dritten Glases am intensivsten getrübt. Bei der katarrhalischen Cystitis ist der Harn leicht getrübt, reagiert sauer. Im Sediment findet man Schleim, große Blasenepithelien und zahlreiche Mikroorganismen. Bei der eitrigen Cystitis ist der Urin stark getrübt, seine Reaktion ist seltener neutral, sehr häufig alkalisch (rotes Lackmuspapier wird gebläut). Das Sediment enthält reichlich Eiterkörperchen, Kristalle von Trippelphosphat, zahlreiche Mikroorganismen und Blasenepithelien. Der Harn ist bei alkalischer Reaktion übelriechend.

Die gonorrhoische Cystitis ist eine recht seltene Erkrankung. Die klinischen Symptome unterscheiden sich kaum wesentlich von denen einer akuten oder perakuten Urethritis posterior. Neben Harndrang bestehen bei der Cystitis gonorrhoica Schmerzen in der Blasengegend. Die Trübung des Urins ist sehr intensiv und im Gegensatz zur Urethritis posterior auch nach kurzen Urinpausen stets vorhanden. Sehr häufig finden sich Blasenblutungen. Es erfolgt keine terminale Hämaturie, sondern der ganze Harn ist blutig tingiert. Da der Gonokokkus nicht imstande ist, eine ammoniakalische Gärung des Urins hervorzurufen, reagiert der Harn einer gonorrhoischen Cystitis sauer.

Bezüglich der Hämaturie sei darauf verwiesen, daß das Blutharnen verschiedene Formen annehmen kann. Blut aus der vorderen Harnröhre kann unabhängig von der Miktion aus dem Orificium externum herauskommen oder es werden beim Harnlassen zuerst einige Tropfen Blut entleert, dann folgt ein nicht blutig gefärbter Urin — initiale Hämaturie. Folgen der Miktion in den letzten Harnportionen einige Tropfen entweder rein gefärbten Blutes oder blutig gefärbten Urins, dann spricht man von terminaler Hämaturie. Das Blut stammt aus der hinteren Harnröhre oder aus dem Blasenhals und kann bei kleinen Blasensteinen, bei in den Blasenhals hineinragenden Prostatasteinen und bei Polypen auftreten. Bei diesen Formen der terminalen Hämaturie ist der Urin klar. Die Hämaturie, die durch Polypen und Papillome verursacht wird, ist insofern von differentialdiagnostischer Wichtigkeit, als sie unter dem Symptomenbild einer chronischen Urethritis verlaufen kann. Sie kann am Anfangsteil der Harnröhre oder in der Nähe des

Colliculus oder am Blaseneingang sitzen. Diese Neubildung läßt sich nur durch die Urethroskopie feststellen. Erkrankungen der Prostata können auch Veranlassung zu Blutungen geben. Die akute Prostatitis pflegt nur in seltenen Fällen zu einer Hämaturie zu führen. Sie kann, wenn sie im Verlaufe einer akuten Urethritis posterior auftritt, von schmerzhafter terminaler Hämaturie begleitet sein. Die chronische Prostatitis gibt kaum zu terminaler Hämaturie Veranlassung. Oft bemerkt man aber Blutbeimengungen zum Prostatasekret, wobei die Farbe je nach der Intensität der Blutbeimengung rosarot bis rostbraun sein kann. Bei einer chronischen Prostatitis kann es auch zu einer Hämospermie kommen.

Wichtig ist das Symptom der terminalen Hämaturie, das mit Harndrang und starken Schmerzen am Schlusse der Harnentleerung vergesellschaftet ist, als Zeichen einer Tuberkulose der Prostata. Die Erkennung dieser Erkrankung ist in den Anfangsstadien, namentlich wenn sie in der Form einer gonorrhoischen Urethrocystitis auftritt, sehr schwer. In späteren Stadien gibt der rektale Palpationsbefund (höckerige Oberfläche der Prostata mit harten Buckeln und Erweichungsherden) Aufschluß. In suspekten Fällen vermag der Nachweis von Tuberkelbazillen Klarheit zu verschaffen. Am häufigsten kommen Blutungen bei der Prostatahypertrophie vor. Sie treten als echte Hämaturien auf. Von den Neubildungen der Prostata machen nur die Karzinome Bluthamen. Zum Unterschied von den Blutungen bei der Prostatahypertrophie sind die Blutungen beim Karzinom nicht so reichlich, von kurzer Dauer und treten spontan ohne jede Veranlassung auf.

Über die Blutungen bei der Cystitis wurde oben bereits berichtet.

Erwähnenswert sei noch, daß Argentum nitricum ein Mittel ist, welchem eine differentialdiagnostische Bedeutung beikommt insofern, als bei dem Ausbleiben seiner styptischen Wirkung, welche durch seine Anwendung in Form von Instillationen oder Spülungen erfolgt, angenommen werden muß, daß namentlich eine Tuberkulose als Ursache der Blutung vorliegt.

Von der Hämaturie ist die Hämoglobinurie zu unterscheiden, bei welcher der Harn auch rot gefärbt ist. Diese rote Farbe ist durch Austritt von Blutfarbstoff aus den Erythrozyten bedingt und bleibt auch nach dem Filtrieren des Harns in der gleichen Intensität bestehen. Im Sediment findet man äußerst spärliche Erythrozyten. Sie kommt im Verlaufe einiger Infektionskrankheiten, wie Malaria, Typhus, Scharlach und bei gewissen Vergiftungen vor.

Eine Erkrankung, die von großer differentialdiagnostischer Bedeutung ist, weil sie häufig Anlaß zur Verwechslung mit einer Urethritis posterior, Urethrocystitis oder Cystitis gibt, ist die Phosphaturie. Unter diesem klinischen Namen faßt man Vorgänge zusammen, welche zu einer vorzeitigen Ausscheidung von Phosphaten führen. Man unterscheidet zwei Formen von Phosphaturien: eine physiologische und eine pathologische Phosphaturie. Physiologischerweise kommt es zu einer Phosphaturie, also zu einer sichtbaren Ausscheidung von Phosphaten im Harn bei vegetabilischer Kost und bei Einnahme von Alkalien. Gelegentlich findet man bei Hyperazidität des Magens auf der Höhe der Verdauung einen alkalischen Urin und gleichzeitig Phosphaturie. Auch nach starkem Erbrechen, wenn übergroße Mengen salzsauren Magensaftes dadurch entfernt werden und die Niere kompensatorisch Alkalien ausscheiden muß, trifft man die Phosphaturie an. Von diesen Formen der Phosphatausscheidung ist die echte Phosphaturie zu trennen, bei welcher der Harn im frisch gelassenen Zustand durch Phosphate getrübt ist, wobei diese Trübung nicht durch exogene Momente (Kost oder Alkaligaben) bedingt ist. Die Phosphaturie ist nicht als Störung des Kalk- oder Phosphorsäurestoffwechsels zu deuten. Auch die ältere Annahme, daß die Phosphaturie dadurch entsteht, daß der Harn durch Beimengung alkalischer Sekrete aus der Harnröhre alkalisch wird, wodurch phosphorsaure Salze ausfallen, ist nicht richtig, zumal da wir wissen, daß die Reaktion des Harnes sich schwer ändert und daß so geringe Alkalimengen oder eine so schwache Alkalinität bei weitem nicht genügt, um eine Reaktionsänderung des Urins zu veranlassen. Wichtige Aufschlüsse über die Pathogenese der Phosphaturie verdanken wir den grundlegenden Arbeiten von Lichtwitz; er konnte nämlich zeigen, daß bei der echten Phosphaturie die Niere zeitweise die Fähigkeit verloren hat, sauren Harn zu bereiten. Es handelt sich um eine Teilfunktionsstörung der Niere, die anfallsweise auftritt. Die Störung betrifft nicht die Nierenzelle, sondern wird durch eine Einwirkung auf die sekretorischen Nerven der Niere ausgelöst. Daß die Phosphaturie durch Einwirkung endogener Faktoren (endokrin oder durch Tonusänderung im autonomen Nervensystem) oder exogener Momente (psychische Erregung, Wirkung von Pharmacis) auf die sekretorischen Nerven entsteht, zeigt auch die klinische Beobachtung, daß man nämlich die Phosphaturie vornehmlich bei „vegetativ Stigmatisierten" (Vagotonikern oder Sympathikotonikern) antrifft. Die zweite Teilfrage, warum es bereits im frisch gelassenen Harn zum Ausfallen von phosphorsauren Kalksalzen kommt, wurde ebenfalls von Lichtwitz in befriedigender Weise beantwortet; er konnte zeigen, daß gleichzeitig mit der Ausscheidung eines alkalischen Urins eine Substanz die Nierenzelle verläßt (Schutzkolloid), welche die Löslichkeit der in übersättigter Lösung vorhandenen Calciumphosphate bedingt. Wird dieses Schutzkolloid durch Schütteln des Harnes mit Äther entfernt, so erfolgt sofort eine Trübung des vorher klaren Urins durch die Calciumphosphate. Kommt nun dieses Schutzkolloid vor der Entleerung des Harnes zur Gerinnung, so entsteht schon in den ableitenden Harnwegen ein Phosphatniederschlag und es kommt zur Ausscheidung einer milchig-trüben Harnflüssigkeit. Die Phosphaturie ist also eine „Anfallserkrankung", die durch eine anfallsweise Partialfunktionsstörung der Niere, durch eine Sekretionsneurose dieses Organs bedingt ist. Das Hauptsymptom der Phosphaturie ist die Entleerung eines milchig-trüben, alkalischen Harns. Bei der mikroskopischen Untersuchung des Sedimentes findet man amorphe Substanzen, Rosetten und plattenförmige Kristalle, zuweilen auch Sargdeckelkristalle. Läßt man den Harn stehen, so fällt rasch ein weißes, feinflockiges Sediment zu Boden. Die Trübung des Harns in allen Portionen und die alkalische Reaktion des Urins sind oft Veranlassung, daß die Phosphaturie mit einer Cystitis verwechselt wird. Essigsäurezusatz läßt aber die Trübung sofort verschwinden. Daß die Phosphaturie oft bei einer chronischen Prostatitis oder Urethritis posterior anzutreffen sei, wurde schon früher erwähnt.

Bei einer Urethritis posterior ist eine Differentialdiagnose gegenüber der Bakteriurie zu stellen. Auch bei dieser Erkrankung wird der Urin trüb ausgeschieden. Aber die Trübung ist nicht durch Eiter, sondern nur durch Bakterien bedingt. Die Trübung verschwindet auch nicht auf Essigsäurezusatz. Bezüglich Verhaltens des Harns gegenüber Bariumkarbonat sei auf Seite 20 verwiesen.

Weitere Komplikationen der vorderen Harnröhrengonorrhoe sind die Balanitis, die Lymphangitis und Lymphadenitis gonorrhoica, die Paraurethritis, die Periurethritis, die Entzündung der Tysonschen Drüsen und die Cowperitis.

Durch die Einwirkung des gonorrhoischen Eiters und durch Sekretstauung, namentlich bei Patienten mit enger Vorhaut kommt es zu einer Rötung und leichten Schwellung des inneren Präputialblattes und der Eichel. Im weiteren Verlaufe treten oberflächliche serpiginöse Erosionen auf. Sekundär können sich auf diesen Erosionen, die oft von grüngelben Krusten bedeckt sind, verschiedene Mikroorganismen ansiedeln, so die Erreger der Balanitis erosiva et gangraenosa oder das Virus der Condylomata acuminata (daher der alte Namen „Tripperwarzen"). Die Erscheinungen der Balanitis sind am stärksten in der Kranzfurche und nehmen von innen nach außen ab. Nehmen die entzündlichen Erscheinungen zu, so wächst auch das Ödem der Vorhaut. Der Penis hat dann die bekannte „Glockenschwengelform". Es bildet sich eine Phimose: Die Vorhaut kann nicht nach rückwärts verschoben werden. Die Differentialdiagnose der Balanitis ist gegen Ulcera mollia, Balanitis erosiva et gangraenosa, Initialsklerose zu stellen.

Die Erkrankung der Lymphdrüsen bei akuter Gonorrhoe, die Lymphangitis gonorrhoica, ist relativ häufig. Sie ist durch eine diffuse Entzündung der Lymphgefäße gekennzeichnet, die federkieldick angeschwollen als drehrunder Strang durch die Haut zu tasten sind. Bei der gonorrhoischen Lymphadenitis sind die Drüsen in inguine schmerzhaft und pastös, vereitern aber nicht. Die Differentialdiagnose namentlich gegenüber der Lymphadenitis syphilitica und gegenüber einer Initialsklerose (pseudosyphilitischer Primäraffekt) wurde auf S. 11 besprochen.

Als Paraurethritis bezeichnet man die gonorrhoische Infektion paraurethraler Gänge. Im normalen Zustand kaum sichtbar erscheinen sie, gonorrhoisch infiziert, entweder in Form und Art einer Folliculitis oder als in die Haut eingelagerte entzündliche Stränge von einigen Zentimetern Länge. Mitunter können sie aber auch vom Präputium bis zum Hodensack verlaufen. Sie liegen entweder in der Gegend des Frenulums oder an der Raphe penis. Bei seitlichem Druck kann man den Eiter aus ihnen entleeren. Die Kenntnis ihrer Veränderungen ist wichtig, da sie, wenn sie unbeachtet ohne Behandlung bleiben, die Quelle für Reinfektionen abgeben können.

Als Periurethritis bezeichnet man die Komplikation des vorderen Harnröhrentrippers, bei welchem ein akut entzündliches Infiltrat die Harnröhrenwand mantelartig umgibt. Während die früher beschriebenen Nebenerscheinungen als extraurethrale Komplikationen aufzufassen sind, ist die Periurethritis eine endourethrale Begleiterscheinung der Gonorrhoe, die ihren Ausgang von den Drüsen nimmt. Die Gonokokken wandern in das Lumen der Drüsen ein, bilden dort einen Pseudoabszeß, das ist eine Eiteransammlung in einem schon vorgebildeten Hohlraum, verkleben den Ausführungsgang und sind als druckschmerzhafte Knoten zu tasten. Entweder gehen nun die Gonokokken in diesem Pseudoabszeß zugrunde oder der Abszeß entleert seinen Eiter in das submuköse Bindegewebe und erzeugt dort das sogenannte periurethrale Infiltrat. Durch eitrige Einschmelzung des periurethralen Gewebes kann es zu einem periurethralen Absceß kommen. Geht der Prozeß noch weiter fort, so entsteht durch Übergreifen auf das kavernöse Gewebe eine Cavernitis, die entweder als umschriebenes Infiltrat oder bei völliger Vereiterung als Abszeß auftritt. Dieser Abszeß kann sich entweder resorbieren oder er bricht nach außen oder in die Harnröhre durch. Bei Durchbruch des Abszesses in die Harnröhre kann es durch Eindringen von Urin aus der Harnröhre zu einer mehr oder weniger ausgedehnten Urininfiltration kommen, die meistens unter schweren Störungen des Allgemeinbefindens, unter Fieber, Erbrechen, Schüttelfrost verläuft; bei Durchbruch nach außen kommt es zu einem schmierig belegten, kleinmünzengroßen Ulkus und in selteneren Fällen zur Bildung einer Harnfistel.

Auch die Tysonschen Drüsen können gonorrhoisch erkranken. Die Tysonitis manifestiert sich dadurch, daß man diese Gebilde als erbsengroße, beiderseits des Frenulums liegende Knötchen tasten kann. Auf Fingerdruck tritt Eiter aus ihren Ausführungsgängen hervor. Die Umgebung der Drüse ist infiltriert und induriert; die Kranzfurche ist an dieser Seite stärker gerötet, so daß die klinische Differentialdiagnose gegenüber einem Initialaffekt oft schwierig ist. Auch bei dieser Erkrankung wird das Mikroskop die Diagnose sichern.

Die gonorrhoische Entzündung der Bulbourethraldrüsen wird als Cowperitis bezeichnet. Auch diese Komplikation setzt in der Mitte der dritten Woche ein. Sie tritt fast immer einseitig auf. Der Kranke klagt über Schmerzen am Damme, die nach dem Mastdarme, gelegentlich aber auch nach der Innenseite der Oberschenkel ausstrahlen können. Im akutentzündlichen Stadium findet man in der Mittellinie zwischen Scrotum und Anus eine Vorwölbung der Perinealgegend, die gerötet ist; im späteren Stadium meistens auch eine Fluktuation.

Wie bei jeder anderen Drüsenaffektion, kann man nach Buschke und Langer vier Stadien der Cowperitis feststellen: Das katarrhalische Stadium, bei welchem sich nur oberflächliche Entzündungserscheinungen zeigen; das follikuläre Stadium, wobei sich die Entzündungserscheinungen steigern und es zu Sekretstauung kommt. Wuchern die Gonokokken weiter und gehen in die Tiefe, so kommt es zum dritten Stadium, zur periglandulären Form. Wandern die Gonokokken ins Parenchym, so rufen sie das vierte Stadium, die parenchymatöse Cowperitis, hervor. Die Cowperitis ist das Gegenstück der Bartholinitis bei der Frau, nur tritt die Cowperitis viel seltener auf als die Bartholinitis. Die Diagnose der Cowperitis ergibt sich aus der Inspektion, der Palpation der Dammgegend und der Urinuntersuchung. Wichtig ist die Untersuchung der Bulbourethraldrüsen per rectum. Normalerweise können wir sie nicht abtasten. Wenn sie aber erkrankt sind, fühlt man sie dicht neben der Raphe als einen Tumor, dessen Größe und Konsistenz vom Grade und von der Form der Entzündung abhängig ist. Differentialdiagnostisch sind namentlich die periurethralen Abszesse und Infiltrate des hinteren Teiles der vorderen Harnröhre in Betracht zu ziehen, ferner eine Cavernitis, die aber eine längliche Geschwulst darstellt.

Die Wichtigkeit der Beteiligung der hinteren Harnröhre an der Gonorrhoe ist hauptsächlich darin gelegen, daß sie die Ursache für die sogenannten Adnexerkrankungen abgibt. Die Antiperistaltik des Samenstranges veranlaßt, daß Inhalt aus der hinteren Harnröhre nebenhodenwärts verschleppt wird. Die Formen einer lymphogenen oder hämatogenen Propagation des Virus gehören zu den Seltenheiten. Die Gonokokken überwandern das Vas deferens, ohne daselbst eine Entzündung zu veranlassen; gewöhnlich aber erkrankt Samenleiter und Nebenhoden gleichzeitig und nur in seltenen Fällen ist selbst bei hochgradiger Erkrankung des Samenstranges keine Mitbeteiligung des Nebenhodens beobachtet worden. (Nobl.)

Bei der gonorrhoischen Erkrankung des Vas deferens (Deferentitis) kann man einen ungefähr fingerdicken, geschwollenen Samenstrang durch Palpation vom Mastdarm aus oder in der Leistengegend tasten. Zumeist treten die klinischen Symptome der Deferentitis erst dann ein, wenn sich eine Nebenhodenentzündung bemerkbar gemacht hat. Ergreift die Entzündung das umgebende Gewebe, so kommt es zu einer Perideferentitis oder Funiculitis.

Die akute gonorrhoische Entzündung des Nebenhodens, die einseitig und doppelseitig auftreten kann, befällt plötzlich in voller Stärke den Kranken und macht sich kurze Zeit vorher durch einen Schmerz in der Leistengegend bemerkbar. Ein wichtiges Anfangssymptom der Nebenhodenentzündung ist die plötzliche Verminderung oder gar das völlige Verschwinden des Ausflusses. Der Arzt hat immer an eine Komplikation zu denken, wenn der Kranke berichtet, daß sich sein bis dahin starker eitriger Ausfluß wesentlich verringert hat oder nicht mehr wahrzunehmen sei. Bei genauer Untersuchung wird man die früher erwähnte Schmerzhaftigkeit der Leistengegend, bisweilen schon einen etwas verdickten und druckempfindlichen Samenstrang feststellen können. Auch wird in diesem Zeitpunkte über hartnäckige Obstipation geklagt. Der Kranke spürt lebhafte Schmerzen in einem Hoden, Schmerzen, die sich von Stunde zu Stunde steigern, längs des Samenstranges in den Leistenkanal fortsetzen und in die Lendengegend ausstrahlen. Es kann häufig Fieber auftreten. Der Patient ist kaum in der Lage zu gehen. Das Allgemeinbefinden ist stark beeinträchtigt. Die stürmischen Beschwerden halten im allgemeinen nicht länger als einige Tage an, die akuten Erscheinungen gehen in 1 bis 2 Wochen meistens ganz zurück.

Neben schweren Fällen gibt es auch solche, bei denen das ganze Krankheitsbild wesentlich milder ist, so daß man folgende Formen der Epididymitis acuta gonorrhoica unterscheiden kann:

1. eine schmerz- und fieberhafte Form mit gastrointestinalen Symptomen und schwerer Störung des Allgemeinbefindens;
2. eine schmerzhafte Form mit geringer Temperatursteigerung und kleinem Exsudat;
3. eine schmerz- und fieberfreie Form mit starkem Exsudat.

Bei der Untersuchung des Kranken sieht man zunächst, daß auch die Haut des Scrotums an dem entzündlichen Prozeß mitbeteiligt ist; sie erscheint rotglänzend, verdünnt (Erythema glabrum) und ist gelegentlich mit der Unterlage verwachsen. Dann findet man eine Schwellung des Samenstranges und eine auf Druck äußerst empfindliche Vergrößerung des Nebenhodens, der helmartig dem klein erscheinenden Hoden aufsitzt. Der Nebenhoden fühlt sich prall gespannt, mitunter höckerig an. Die Erscheinungen betreffen entweder den Kopf oder den Schwanz des Nebenhodens. (Abbildung 3 und 4.) Wenn die Entzündung weiter fortschreitet und die Hüllen des Hodens ergreift, so kann es zu einem Erguß in die Tunica vaginalis (Vaginalitis) kommen, wodurch dann der Hoden vergrößert und fluktuierend erscheint. Der Nebenhoden kann hühnereigroß werden. Beim Abklingen des Krankheitsprozesses schwinden als erste die Erscheinungen am Scrotum und an der Tunica vaginalis, am Nebenhoden bleibt meistens noch eine knotenförmige Verdickung im Schwanzteil zurück, von der aus oft nach Jahren Rezidive ihren Ausgang nehmen können. Wenn durch den Vernarbungsprozeß die im Nebenhoden aufgeknäuelten Ausführungsgänge des Hodens veröden, so tritt Azoospermie ein. Als häufige Folge einer doppelseitigen Epididymitis gonorrhoica ist die Impotentia generandi zu beobachten. Ob sich an eine überstandene gonorrhoische Nebenhodenentzündung bei Tuberkulotikern eine Tuberkulose des Nebenhodens aufpfropft, ist nicht als unbedingt sicher anzunehmen; genaue größere Statistiken scheinen eher dagegen zu sprechen; doch dürfte eine überstandene Epididymitis einen Locus minoris resistentiae für die Tuberkulose des Genitaltraktes abgeben.

Von Komplikationen, die vom gewöhnlichen Bilde der Nebenhodenentzündung abweichen, sind Abszeßbildung, Gangrän des Hodens und Übergreifen der Funiculitis auf das Peritoneum zu erwähnen. Beim „gonorrhoischen Peritonismus" ist wie bei der Peritonitis das Abdomen gespannt, aber der Meteorismus gering,

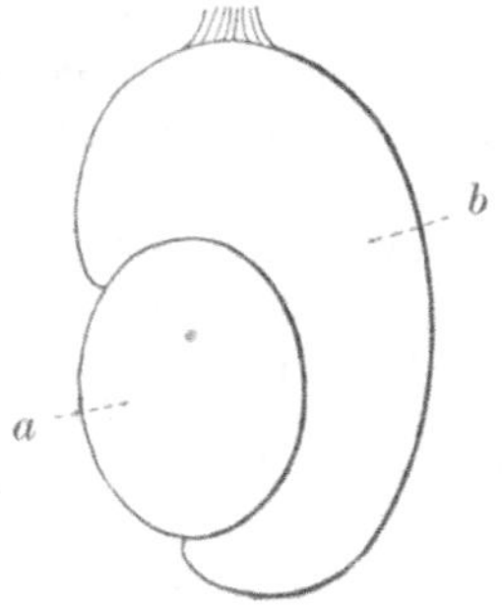

Abbildung 3

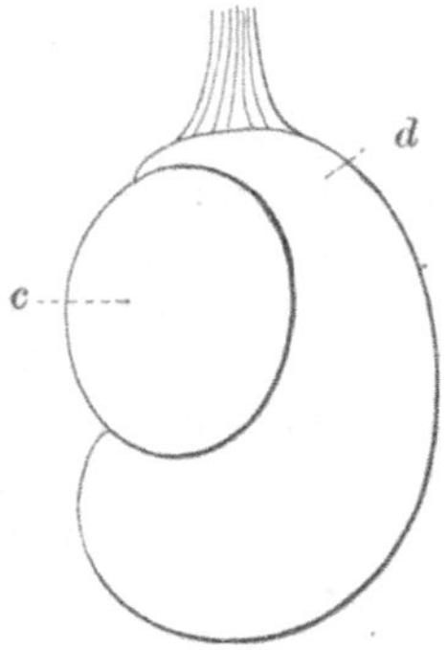

Abbildung 4

Abbildung 3 und 4 Epididymitis, a und c normaler Hoden, b und d Epididymitis. (Nach Kocher.)

der Puls weniger als bei der echten Peritonitis beschleunigt. Alle Erscheinungen sind weniger heftig und dauern in der Regel nur 24 bis 30 Stunden. Doch gibt es auch Fälle von echter Peritonitis mit letalem Ausgang, die durch eine Mischinfektion hervorgerufen werden.

Wir kennen drei Entstehungsweisen der akuten Nebenhodenentzündung: die hämatogen-metastatische, die traumatische und die urethrale. Im Verhältnis zur urethralen sind die hämatogene und die traumatische Epididymitis sehr selten. So finden wir neben einer hämatogen-metastatischen Orchitis eine Nebenhodenentzündung bei Parotitis epidemica, bei Typhus, bei Influenza und bei anderen Infektionskrankheiten. Die sehr seltene isolierte traumatische Epididymitis, wie sie beispielsweise nach Kontusionen auftreten kann, ist eine aseptische Entzündung. Die wichtigste und häufigste Form ist aber die urethrale Nebenhodenentzündung, die in ganz seltenen Fällen durch pyogene Mikroorganismen, wie Staphylokokken, Streptokokken, Bacterium coli, am häufigsten aber durch den Neisserschen Gonococcus hervorgerufen wird. Das Auftreten einer gonorrhoischen Nebenhodenentzündung kann durch unzweckmäßige Behandlung (Sondieren, Katheterisieren während einer floriden Urethritis posterior, irritierende Einspritzung usw.), durch starke körperliche Bewegung, wie Reiten, Turnen, ferner durch Koitus, dann durch Prostatamassage provoziert werden; doch kann häufig auch ohne erkennbare Ursachen eine Epididymitis auftreten.

Die Diagnose der akuten Epididymitis ist in ihrer gewöhnlichen Form leicht zu stellen und macht kaum differentialdiagnostische Schwierigkeiten. Vom Erythema glabrum ist das Ödem des Scrotums, wie es bei allgemeinem Hydrops auftritt, und das Skrotalekzem, das mit Rötung, Schwellung und Nässen einhergeht, auseinanderzuhalten. Wichtig ist die Differentialdiagnose gegenüber dem Erysipel, da der Rotlauf bei dieser Lokalisation mit sehr geringer Rötung und plötzlich einsetzender Schwellung des Hodensackes einhergeht, die eine Gangrän verursachen kann.

Spontangangrän des Scrotums kann im Verlaufe oder nach Abklingen akuter Infektionskrankheiten, wie Typhus, Scharlach, Variola, auftreten.

Die akute Nebenhodenentzündung macht kaum differentialdiagnostische Schwierigkeiten, da kein Tumor des Nebenhodens mit solcher Akuität (Schmerzen, plötzlich einsetzende Schwellung, Fieber) auftritt, mit Ausnahme der Epididymitis bei Mumps. Bei der Epididymitis parotitica findet man aber immer eine Entzündung des Hodens mitvergesellschaftet. Fehlen einer Gonorrhoeanamnese und das gleichzeitige Auftreten einer Entzündung der Parotis wird leicht die Diagnose zu stellen erlauben.

Von den aseptischen Epididymitiden ist die Epididymitis erotica zu nennen, die bei nervösen und sexuell leicht reizbaren Individuen vielfach, namentlich nach langer sexueller Abstinenz („Bräutigamsepididymitis“) vorkommt und durch Kongestion infolge sexueller Erregung auftritt. Der Verlauf dieser Epididymitis ist ein leichter; doch neigt sie zu Rückfällen und zur Bildung von Infiltraten, die bei beiderseitiger Erkrankung sogar zu Azoospermie führen kann.

Schwieriger gestaltet sich die Krankheitserkennung, wenn die akuten Erscheinungen abgeklungen sind, eine subakute oder chronische Epididymitis besteht oder wenn die Erkrankung in mitigierter schleichender Form auftritt. Hier kommen zwei Grundursachen in

Frage, an die immer gedacht werden muß: die Tuberkulose und die Syphilis. Die Tuberkulose ist eine verhältnismäßig häufige Erkrankung.

Die Tuberkulose des Nebenhodens ist eine schleichende, fast immer ohne Schmerzen einhergehende Erkrankung, die in der Regel im Nebenhoden oder Samenstrang, sehr selten im Hoden selbst beginnt. Am Nebenhoden ist es der Kopf oder der Schwanz, sehr selten der Körper, in welchem die Knotenbildung auftritt. Die Erkrankung beginnt meistens einseitig und geht vom Samenstrang aus oder geht umgekehrt auf das Vas deferens über, um später die Vorsteherdrüse, die Samenbläschen und die Harnblase zu befallen. Viel häufiger ist der umgekehrte Weg, daß nämlich die Nebenhodentuberkulose von den Samenbläschen ihren Ausgang nimmt. Im Gegensatz zur Gonorrhoe sind die Veränderungen, die die Tuberkulose am Nebenhoden und Samenstrang setzt, höckerig und knotig. Die Knoten verwachsen mit der Umgebung, sie können aber auch erweichen und durchbrechen, wodurch Fisteln mit geringer Heilungstendenz entstehen. Das Allgemeinbefinden ist nicht wesentlich gestört. Der chronische Verlauf, die geringe Schmerzhaftigkeit, die höckerige Oberfläche, das ursprüngliche Befallensein des Nebenhodens, die Verlötung mit der Haut, die Entstehung von schlecht heilenden Fisteln, das Vorhandensein anderer tuberkulöser Erscheinungen sichern die Diagnose.

Auch die Syphilis des Nebenhodens verursacht wenig oder gar keine Schmerzen. Sie kommt entweder als diffuse Wucherung des interstitiellen Bindegewebes oder im Tertiärstadium als gummöse zirkumskripte Infiltration vor. Auch die Epididymitis luetica entwickelt sich schleichend ohne Fieber. Im Tertiärstadium findet man solitäre oder multiple Gummaknoten von Erbsen- bis Walnußgröße, die für gewöhnlich im Schwanzteil des Nebenhodens lokalisiert sind. Sie können weich oder hart und von buckeliger Oberfläche sein. Im Gegensatze zur Tuberkulose ist fast immer zuerst der Hoden und dann der Nebenhoden erkrankt. Ferner ist der Samenstrang nie krankhaft verändert. Für die Differentialdiagnose sind die Anamnese, die serologische Untersuchung, das allmähliche Auftreten ohne Schmerzen, das Befallensein des Hodens und nachher des Nebenhodens, Freibleiben des Samenstranges, gegenüber malignen Tumoren die fehlende Lymphdrüsenschwellung heranzuziehen.

Auf eine Form der Epididymitis sei noch verwiesen, weil sie andere Erkrankungen vortäuschen kann, nämlich auf die Epididymitis intrainguinalis, die auftritt, wenn sich bei mangelhaft erfolgtem Descensus testis ein kryptorcher Nebenhoden entzündet. Solche Fälle können fälschlich als akute Appendizitis oder inkarzerierte Hernien diagnostiziert werden. Die Epididymitis subcruralis kann einen Bubo, die Epididymitis perinealis eine Cowperitis oder einen periurethralen Abszeß vortäuschen. Der Nachweis beider Hoden und Nebenhoden im Hodensack schützt vor unliebsamen Enttäuschungen.

In sehr seltenen Fällen erkranken auch die Hoden gonorrhoisch (Orchitis gonorrhoica). Die Erkrankung kann unter hohem Fieber, bisweilen aber auch ohne Temperatursteigerung beginnen. Wenn die akuten Entzündungserscheinungen zurückgegangen sind, erscheint der Hoden vergrößert, die Haut mit den Hüllen des Hodens verwachsen; der Hoden selbst zeigt eine Fluktuation. Bei der Punktion entleert sich Eiter oder prolabiertes nekrotisches Hodenparenchym. Auch die Orchitis kann auf verschiedenem Wege entstehen:

1. Primär als akute Orchitis bei Kindern. Die Ätiologie dieser Affektion ist unbekannt. Sie wird bei Knaben im Alter von 6 bis 15 Jahren beobachtet und steht nicht im Zusammenhang mit einer Infektionskrankheit. Es fehlen auch urethrale Symptome. Sie wird mit Recht oder Unrecht auch als „Orchitis der Masturbanten" bezeichnet. Wahrscheinlich dürfte eine Hodentorsion die Ursache dieser Affektion sein. (Ombredanne.)

2. Metastatisch als eine relativ häufige Komplikation einiger Infektionskrankheiten. Sie kommt namentlich bei Parotitis epidemica vor. Zu erwähnen ist, daß bei Mumpsepidemien mehrere Personen einer Familie an Parotitis erkranken können, während ein Mitglied plötzlich eine akute Hodenentzündung ohne Befallensein der Ohrspeicheldrüse bekommt. Ferner kommt eine metastatische Orchitis bei Pneumonie, Typhus, Grippe vor.

3. Die urethrale Orchitis entsteht durch Übergreifen entzündlicher Prozesse der hinteren Harnröhre, der Blase, der Samenbläschen und der Prostata auf die Hoden. Die Erreger sind pyogene Bakterien (Staphylokokken, Streptokokken, Bacterium coli) und Gonokokken.

4. Die traumatische Orchitis entsteht nicht auf bakterieller Basis und ist eine aseptische Hodenentzündung. Infolge besonderer körperlicher Anstrengungen kann es zu Blutungen ins Hodenparenchym kommen, wodurch schmerzhafte Anschwellungen des Hodens auftreten können („Orchite par effort").

Bei der Differentialdiagnose gegenüber der akuten Nebenhodenentzündung ist zu achten, daß beide Erkrankungen akut beginnen und mit Schmerzhaftigkeit und Schwellung der Skrotalhaut einhergehen. Während aber bei der Epididymitis die Haut des Scrotums entzündlich geschwollen und gerötet ist (Erythema glabrum), ist bei der Hodenentzündung die Haut normal, gelegentlich etwas gedehnt. Bei der Orchitis ist der Samenstrang nie erkrankt, während bei der Epididymitis fast immer eine Entzündung des Vas deferens besteht. Bei der Palpation findet man den vergrößerten Hoden eiförmig, der nicht erkrankte Nebenhoden ist als längsgestrecktes Gebilde an der dorsalwärts gerichteten Seite des vergrößerten Hodens zu tasten. (Abbildung 5 und 6.) Bei der Diffe-

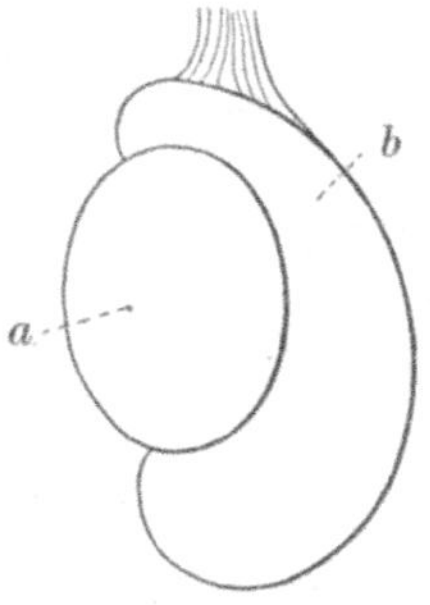

Abbildung 5. Epididymitis.
a normaler Hode, *b* Epididymitis.

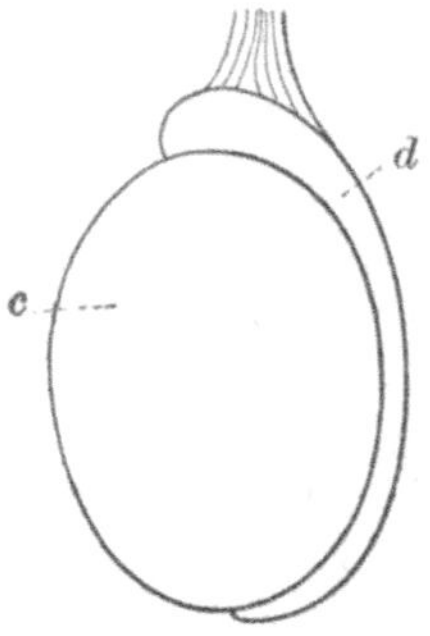

Abbildung 6. Orchitis.
c Orchitis, *d* längsgestreckte Epididymis.

(Nach Kocher.)

rentialdiagnose gegenüber Hydrocele ist zu berücksichtigen, daß die Hydrocele transparent ist und daß bei dieser Affektion Hoden und Nebenhoden normal sind, während bei der Orchitis die Epididymis in die Länge gezogen ist. (Abbildung 7.) Das Symptom der Fluktuation ist bei der Hydrocele nicht immer verwertbar, einerseits weil die Tunica sehr prall gefüllt sein kann, anderseits weil man auch bei der akuten Orchitis eine Fluktuation nachweisen kann. Gegenüber einer Hernie ist zu erwähnen, daß die Hydrocele durchscheinend, die Hernie undurchsichtig ist und daß Husten auf die Größe der Hydrocele keinen Einfluß ausübt.

Die chronische Orchitis ist eine sehr seltene Erkrankung, dagegen hat die Lues und die Tuberkulose des Hodens eine größere Bedeutung. Die Erscheinungen, welche diese beiden Erkrankungen am Hoden setzen, sind ähnlich wie die am Nebenhoden.

Die von den Bindesubstanzen entstammenden Geschwülste des Hodens, wie Fibrome, Myome, Chondrome, sind sehr selten. Häufiger sind die Hodensarkome, welche in allen Altersstufen vorkommen. Sie können als harte und weiche Geschwülste auftreten. Sie sind um so bösartiger, je weicher sie sind. Unter den primären Nebenhodentumoren sind die Sarkome die am häufigsten vorkommenden Geschwulstarten. Ergreifen sie zuerst den Hoden, so vergrößern sie dieses Organ stark, greifen nach kurzer Zeit auf den Nebenhoden über, durchbrechen die Tunica vaginalis, wachsen längs des Vas deferens zu den Leistendrüsen und setzen Metastasen in Gehirn, Lunge, Leber usw.

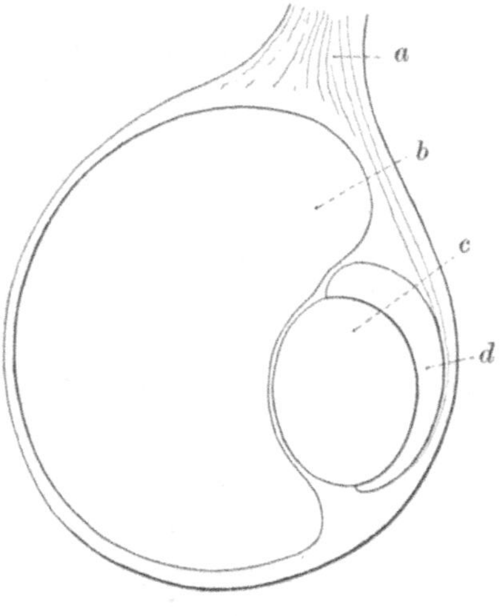

Abbildung 7. Hydrocele.
a Samenstrang, *b* Hydrocelensack, *c* Hoden, *d* Nebenhoden (Nach E. Wehner.)

Häufiger als das Sarkom kommt das Hodenkarzinom vor, das als harter (Skirrhus) und als weicher (Alveolar-) Krebs vorkommt. Bei nicht akut-entzündlichen Schwellungen des Hodens sind zunächst die Tuberkulose und Syphilis dieser Organe differential-diagnostisch in Erwägung zu ziehen. Nach Kocher spricht für die Diagnose Hodentumor die Erweiterung der Samenstranggefäße. Die malignen Tumoren des Hodens wachsen innerhalb der Hodensubstanz und vergrößern das Organ gleichmäßig, daher ist die Oberfläche glatt, ohne Höcker- oder Knotenbildung. Auch die Skrotalhaut ist lange Zeit normal. Eine Adhäsion zwischen Skrotalhaut und Hoden spricht für Tuberkulose. Im weiteren Verlaufe der Erkrankung durchwuchert der maligne Tumor die Haut und erscheint als Fungus malignus testis an der Oberfläche.

Eine der häufigsten Komplikationen der hinteren Harnröhrengonorrhoe ist die Prostatitis und Spermatocystitis gonorrhoica (nach Langer in 86.9%, nach anderen Autoren in 81 bis 94% der Gonorrhoen). Man pflegt die akute gonorrhoische Erkrankung der Vorsteherdrüse einzuteilen in die Prostatitis catarrhalis, die Prostatitis follicularis, die Prostatitis parenchymatosa und die Periprostatitis. Der Prostataabszeß kann als Endstadium sowohl der follikulären und parenchymatösen als auch der Periprostatitis erscheinen.

Die akute gonorrhoische katarrhalische Prostatitis, die nur die oberflächlichen Schichten der Ausführungsgänge und der Drüsenlumina befällt, macht geringe subjektive und objektive Erscheinungen. Sie ist wohl die häufigste (94%) Komplikation der Urethritis posterior. Kommt es durch Verstopfung der Drüsenausführungsgänge zu einer Sekretstauung und dadurch zu einer zystischen Erweiterung der Drüsenläppchen (Pseudoabszeß nach Jadassohn), so spricht man von einer follikulären Prostatitis. Diese follikuläre Form tritt diffus und multipel auf. Nun kann sich das Sekret entweder resorbieren oder der Eiter entleert sich in die Harnröhre. Erfolgt der Durchbruch in die Harnröhre, so füllt sich die Pseudoabszeßhöhle mit Granulationen aus und es bildet sich an dieser Stelle eine Narbe. Ist der Prozeß nicht ganz abgeklungen, so kann sich an dieser Stelle wieder ein neuer Abszeß bilden. Geht nun die Entzündung auf das interstitielle Gewebe über, so entsteht die parenchymatöse Prostatitis. Diese Form der Erkrankung — auch interstitielle Prostatitis genannt — tritt akut entweder als selbständige Form oder im Verlaufe einer der früher erwähnten Erscheinungsarten oder durch äußere oder innere Ursachen (Exzesse in baccho et in venere, Pollutionen, Reiten, Radfahren [Motorrad!], unzweckmäßige Behandlung) bedingt im Verlaufe einer chronischen oder latenten Prostatitis auf. Die Kranken klagen über ein unangenehmes Druckgefühl im Mastdarm, über Schwere und Fülle der Perinealgegend, die oft mit vermehrtem Stuhl- und Harndrang, sowie mit Fieber verbunden sind. Bei rektaler Untersuchung fühlt der tastende Finger eine tumorartige Vergrößerung eines oder beider Lappen der Prostata. Die Drüse selbst ist in diesem Stadium nicht sonderlich druckempfindlich. Durch Massage läßt sich nur wenig Sekret auspressen. Nun kann sich dieses erste Stadium der parenchymatösen Prostatitis ganz oder teilweise zurückbilden oder es geht ins chronische Stadium über.

Wenn dies nicht erfolgt, so geht die Prostatitis in das zweite Stadium, in das Stadium der beginnenden Abszedierung über. Dieses Stadium beginnt mit Schüttelfrost, hohem Fieber, die subjektiven Beschwerden vermehren sich, die Schmerzen strahlen nach der Harnröhre, nach dem Kreuz und den Oberschenkeln aus,

Harn- und Stuhldrang sind besonders schmerzhaft. Der Harndrang ist exzessiv gesteigert; es kann auch Harnverhalten in diesem Stadium vorkommen. Aber auch diese Erscheinungen können sich unter geeigneter Behandlung rückbilden. In einer Anzahl von Fällen geht die Erkrankung in das dritte Stadium, in das Stadium der Abszeßbildung über. Es besteht hohes Fieber mit intermittierenden Schüttelfrösten, Kopfschmerzen, Appetit- und Schlaflosigkeit und dumpfe Schmerzen in der Mastdarmgegend. Häufig wird dabei eine akute komplette Harnverhaltung beobachtet. Wenn der Abszeß eine gewisse Größe erreicht hat, so bricht er entweder nach der Harnröhre oder nach dem Mastdarme durch. Gewöhnlich erfolgt die Perforation in die Harnröhre. Entleert sich der Eiter in das Rektum, so tritt als Komplikation eine Mastdarmgonorrhoe hinzu. Nach der Entleerung des Eiters fühlt sich der Kranke viel wohler, das Fieber fällt ab, die Schmerzen werden geringer, die Abszeßhöhle kollabiert und wird durch Granulationsgewebe ausgefüllt. Doch können sich rezidivierende Abszesse bilden. Sowohl bei der parenchymatösen als auch bei der abszedierenden Prostatitis kann als Komplikation das periprostatische Gewebe von der Entzündung mitergriffen werden und es kommt zum vierten Stadium, zur Periprostatitis und zur periprostatitischen Phlegmone.

Es sei hier an dieser Stelle auf eine von Cronquist 1921 zuerst beschriebene und von Buschke und Langer bestätigte Affektion der Lymphstränge verwiesen, die als Lymphangitis prostatoiliaca bezeichnet wird. Diese Lymphangitis geht von der rechten oder linken Ecke der Prostata aus in Form eines fingerdicken, glatten, spulrunden, mehr oder weniger druckempfindlichen Stranges, der sich nicht auf einen Lymphstrang allein beschränkt und nach dem Beckeneingang zieht. Langer konnte diese Lymphangitis prostatoiliaca in über 50% der Fälle finden.

Zur Feststellung der Diagnose Prostatitis stehen uns verschiedene Untersuchungsmethoden zur Verfügung. Zunächst die Untersuchung des Harns nach den auf S. 15 beschriebenen Verfahren. Durch Anamnese, Feststellung des Krankheitsverlaufes und durch die Urinuntersuchung können wir bis zu einem gewissen Grade die Mitbeteiligung der Prostata am gonorrhoischen Prozesse feststellen. Gibt uns ein Gonorrhoiker in der zweiten oder dritten Woche an, daß er plötzlich schmerzhafte Empfindungen in der Mastdarmgegend verspüre, die mit gesteigertem Harndrang, eventuell schon mit Harnverhaltung einhergehen, so muß an eine Prostataaffektion gedacht werden. Wenn der Kranke trotz gesteigerten Harndrangs nicht imstande ist, die Blase zu entleeren, wenn also eine akute komplette Harnverhaltung besteht, so ist dies eines der wichtigsten Symptome des Prostataabszesses. Als Zeichen drohender oder schon beginnender Eiterung findet man als regelmäßiges Symptom die Unfähigkeit zu sitzen.

Es sei an dieser Stelle auf eine brauchbare, allerdings ganz grob-schematische Differentialdiagnose der Harnverhaltung verwiesen: Die bei Kindern auftretende Harnretention ist durch Hindernisse in der Entleerung der Blase (Falten und Klappen der Harnröhre, Blasenstein) bedingt. Die im Alter von 18 bis 30 Jahren auftretende Harnverhaltung wird durch gonorrhoische Prostataabszesse bedingt. Harnverhaltung zwischen 30 und 50 Jahren ist meistens eine Folgeerscheinung einer Gonorrhoe (Strikturen). Retention jenseits des 50. Lebensjahres ist auf eine Prostatahypertrophie zurückzuführen.

Auch aus der Art des Harndrangs kann man gewisse Schlüsse ziehen. Wird die größere Menge des Harns während der Nacht und geringere Mengen während des Tages entleert (Nykturie) oder ist der Harndrang in der Nacht vermehrt (Pollakisuria nocturna), so werden wir an eine Prostatahypertrophie denken. Zur genaueren Ermittlung dient die rektale Untersuchung, der Palpationsbefund.

Es sei hier nochmals daran erinnert, daß die normale Vorsteherdrüse die Größe einer Kastanie hat, mit gut abtastbarem rechtem und linkem Lappen, die zwar nicht immer gleich groß sind, eine glatte Oberfläche haben und eine derb-elastische Konsistenz besitzen. Die Vorsteherdrüse besteht aus einem fibromuskulären und einem in der Jugend noch unentwickelten, sich erst zur Zeit der Pubertät bildenden drüsigen Anteil. Im Alter kommt es zu einer Atrophie der Drüse, an deren Stelle eine sklerosierende Bindegewebsentwicklung auftritt. Fehlen der Vorsteherdrüse kann bei Fehlen beider Hoden oder bei doppelseitigem Kryptorchismus vorkommen.

Die rektale Untersuchung der Prostata erfolgt am besten nach dem Pickerschen Verfahren. Welche Palpationsbefunde kann man nun bei den einzelnen Stadien der Prostatitis erheben? Im katarrhalischen Stadium weicht der rektale Untersuchungsbefund kaum von dem einer nicht erkrankten Drüse ab. Es kann vielleicht eine gewisse Schmerzhaftigkeit bestehen, die Drüse kann sich infolge der Hyperämie vielleicht etwas wärmer anfühlen, beides aber sind Symptome, die keineswegs eine sichere Diagnose zu stellen erlauben. Auch die klinischen Erscheinungen weichen nicht von denen einer Urethritis posterior ab. Einen schon verwertbaren Befund kann man bei der follikulären Prostatitis finden. Man fühlt an der nicht vergrößerten Vorsteherdrüse kleine, multiple, über das Niveau erhabene, sehr druckempfindliche Knötchen, deren Konsistenz vom Stadium, in welchem sich diese Prostataaffektion befindet, abhängt. Allerdings ist der Palpationsbefund durch die Lage der erkrankten Herde bedingt. Liegen sie an der vorderen Prostatawand, so sind sie nicht palpabel und der Untersucher gewinnt den Eindruck, da die Drüse als solche weder vergrößert noch allgemein sonderlich druckempfindlich ist, entweder eine normale Drüse oder in Übereinstimmung mit den anderen Krankheitszeichen eine katarrhalisch erkrankte Drüse abgetastet zu haben. Sitzen sie an der hinteren Wand, so sind sie dem palpierenden Finger zugänglich. Bei der parenchymatösen und interstitiellen Prostatitis ist der eine Lappen oder die ganze Drüse erkrankt. Schon das Einführen des Fingers in den Mastdarm wird als äußerst schmerzhafte Prozedur empfunden. Die Drüse oder ihr erkrankter Lappen ist stark vergrößert und ungemein schmerzhaft. Die Oberfläche der harten, stark geschwollenen Drüse ist ödematös, aber glatt. Die Mastdarmschleimhaut ist gut über der Oberfläche verschiebbar, die Prostata von der Umgebung scharf abgegrenzt. Geht die parenchymatöse Prostatitis in das Stadium der Abszeßbildung über — ein allerdings seltenes Ereignis —, so kann man, wenn der Abszeß nicht zu weit von der hinteren Prostatawand liegt, an Stelle der Knoten ein Weicherwerden der sich nun teigig anfühlenden Stelle feststellen. Der Patient macht einen schwerkranken Eindruck, die Untersuchung ist äußerst schmerzhaft, muß daher sehr schonend vorgenommen werden. Schreitet die Einschmelzung weiter, so kann man eine deutliche Fluktuation der Geschwulst wahrnehmen. Voraussetzung, diesen Befund zu erheben, ist die Lage des Abszesses, da man, wenn sich der Abszeß an der vorderen Wand befindet, nur eine schmerzhafte prallelastische Schwellung ohne Fluktuation tastet. Ist der Abszeß entleert, so fühlt man in der Vorsteherdrüse an Stelle des Abszesses eine Delle. Bei der Periprostatitis haben wir ähnliche Befunde wie bei der parenchymatösen oder abszedierenden Prostatitis, nur sind die Entzündungserscheinungen in der Umgebung der Drüse sehr stark ausgeprägt, die Mastdarmschleimhaut ist nicht verschieblich, die Prostatagrenzen sind unscharf. Bei der Lymphangitis prostato-iliaca fühlt man die früher erwähnten Stränge.

Die dritte Untersuchungsmethode ist die Sekretuntersuchung. Das normale Prostatasekret ist eine alkalische, wie verwässerte

Milch aussehende Flüssigkeit. Mikroskopisch findet man feinste Pünktchen und Tropfen, Epithelzellen und ganz vereinzelte Leukozyten. Ferner enthält sie die Prostatakörperchen, die Corpora amylacea, die eine konzentrische Schichtung und im Zentrum Einschlüsse von körnigem oder scholligem Material haben. Das Prostatasekret hat den typischen Samengeruch. Ferner findet man noch Spermakristalle. Das Prostatasekret wird folgendermaßen gewonnen: Beide Lappen der Prostata werden unter mäßigem Drucke von der Peripherie gegen die Harnröhre ausgedrückt, dann streift man die Urethra prostatica von der Basis der Prostata aus gegen die Pars membranacea zu mehrmals aus. Dadurch wird das Sekret durch den Sphincter externus nach vorne gepreßt und tropft durch das Orificium externum aus. Eine Prostatamassage darf aber nicht bei allen Fällen durchgeführt werden. Kontraindikationen sind: stark entzündliche und schmerzhafte Prostatitis, abszedierende Prostatitis und Periprostatitis. Die Sekretuntersuchung darf daher nur bei leichten akuten, ferner bei subakuten und chronischen Fällen durchgeführt werden. (Vergleiche S. 32.)

Die Palpationsdiagnose der Prostatitis catarrhalis ergibt keine verwertbaren Resultate. Mit um so größerer Sicherheit läßt sich aber diese Diagnose aus der Untersuchung des Sekretes stellen. Es fällt zunächst auf, daß die kleinsten Lezithinkörperchen und die Corpora amylacea des normalen Prostatasekretes ganz oder fast ganz fehlen. Dann findet man, je nach der Schwere der Erkrankung, Leukozyten in wechselnder Zahl und reichlich vereinzelte und in Gruppen liegende Epithelzellen. Gonokokken sind extra- und intrazellulär anzutreffen. Aber auch wenn man diese Mikroorganismen nicht nachweisen kann, spricht das Vorhandensein zahlreicher Leukozyten für eine gonorrhoische Erkrankung. Bei der follikulären Prostatitis ergibt das mikroskopische Bild einen ähnlichen Befund, vorausgesetzt, daß man durch die Massage das Sekret der Pseudoabszesse ausgedrückt hat. Sonst steht der Palpationsbefund in einem gewissen Gegensatze zum mikroskopischen Bild. Exprimiert man einen Pseudoabszeß, so findet man schon makroskopisch die milchige Farbe des Prostataexprimates geändert, das einen gelbgrünen Farbton annimmt. Wir finden sehr viele Eiterkörperchen. Gonokokken können vorhanden sein, doch spricht ihr Fehlen nicht gegen die gonorrhoische Natur der Erkrankung. Bei den anderen Formen der Prostatitis ist, wie erwähnt, eine Expression der Drüse kontraindiziert. Übersichtlich dargestellt ergibt sich folgendes differentialdiagnostische Schema:

	Urinentleerung	Urin	Palpation	Sekret
Prostatitis catarrhalis	Harndrang	U_1 ++ U_2 ++ U_3 +++ mit Eiterklümpchen	nicht eindeutig: etwas druckempfindlich, etwas wärmer, Prostata nicht vergrößert	Fehlen der Lezithinkörperchen und der Corpora amylacea, Leukozyten, Epithelien, Gonokokken
Prostatitis follicularis	gesteigerter Harndrang	U_1 ++ U_2 ++ U_3 +++ hakenförmige Gebilde	Prostata nicht vergrößert, die Drüse als solche nicht schmerzhaft, Knötchen palpabel, die schmerzhaft sind	Fehlen der Lezithinkörperchen und Corpora amylacea, reichlich Eiterkörperchen. weniger Epithelzellen, Gonokokken
Prostatitis parenchymatosa	gesteigerter Harndrang, eventuell Harnverhaltung	U_1 ++ U_2 ++ U_3 +++	Prostata vergrößert, scharf umschrieben, Schleimhaut gut verschiebbar, schmerzhaft	Kontraindikation der Sekretgewinnung
Prostataabszeß	komplette Harnverhaltung	nach Durchbruch des Abszesses eitrig-blutiger Urin	sehr schmerzhafte Fluktuation, kollaterales Ödem der Rektalschleimhaut	Kontraindikation der Sekretgewinnung
Periprostatitis	stark gesteigerter Harndrang	U +++	Infiltration der Prostata und des periprostatischen Gewebes. Prostata läßt sich nicht scharf von der Umgebung abgrenzen. Die Rektalschleimhaut nicht verschieblich	Kontraindikation der Sekretgewinnung

Der Beginn der Prostatitis ist sehr oft durch eine plötzliche Fieberzacke gekennzeichnet; wie bei allen Komplikationen hört der stark eitrige Ausfluß vollständig auf, um nach Abklingen der stürmischen Erscheinungen wieder aufzutreten.

Die Prognose der Prostatitis, namentlich der parenchymatösen, ist wohl immer als ernst hinzustellen.

Die Diagnose ist nach dem eben Gesagten leicht zu stellen. Die Jadassohnsche und Wolbarstsche Untersuchung, die Palpation des Organs und die mikroskopische Untersuchung des Sekretes werden sowohl die ätiologische als auch die Lokalisationsdiagnose stellen lassen. Wenn auch 90% aller akuten entzündlichen Erkrankungen der Prostata gonorrhoischer Natur sind, so gibt es doch Prostatitiden, die urethrogen oder metastatisch entstanden eine akute Entzündung dieses Organs veranlassen können und daher differentialdiagnostisch in Erwägung gezogen werden sollen. Akute Entzündungen der Prostata können der Ausgangspunkt einer allgemeinen Sepsis sein.

Auch bei den Entzündungen der Prostata kennen wir eine aseptische Prostatitis, in deren Mittelpunkt sexualneurasthenische Beschwerden (Pollutionen, Impotenz, Ejaculatio praecox) stehen. Die Palpation ergibt eine diffuse, weiche Schwellung der Prostata, die äußerst schmerzhaft ist. Im Exprimat findet man eine starke Vermehrung der Leukozyten, aber keine Mikroorganismen. Sie entsteht durch dauernde Kongestion dieses Organs (Exzesse in venere, Masturbation, Coitus interruptus). Die häufigste nicht gonorrhoische akute Prostatitis ist urethrogenen Ursprungs, bedingt durch verschiedene Mikroorganismen: Staphylokokken, Streptokokken, Pyocyaneus, Bacterium coli. Die Diagnose wird durch die mikroskopische Untersuchung zu stellen sein. Tuberkulose und Lues machen keine akuten Prostatitiden.

Von besonderer Bedeutung ist die gonorrhoische Erkrankung der Samenblasen einerseits, weil die Spermatocystitis viel häufiger vorkommt, als früher angenommen wurde, anderseits weil von den Samenbläschen oft Rezidive auftreten können. Auch diese Erkrankung — eine Komplikation der Urethritis posterior — tritt meistens unter Schmerzen, Fieber, Harn- und Stuhldrang auf. Nicht selten aber kann sie völlig symptomlos beginnen. Die Krankheitszeichen der akuten Spermatocystitis ähneln so sehr denen der Prostatitis, daß sie häufig nicht voneinander zu trennen sind. Die Samenblasen sind einer gewöhnlichen Untersuchung schwer zugänglich, nur die Pickersche Palpation gestattet, eine richtige

Lokalisationsdiagnose zu stellen. Im Vordergrund der Symptomatologie der Spermatocystitis stehen die nervös-sexuellen Beschwerden, die mit den bei der akuten Prostatitis beschriebenen gleichzeitig und gemeinsam auftreten. Als Allgemeinsymptome sind dumpfe und stechende, oft kolikartige Schmerzen zu nennen, die die Kranken am Damm und After lokalisieren und in Penis, Hoden, Leistengegend ausstrahlen. Die sexuell-nervösen Symptome äußern sich in gesteigerter Libido, die zu einem schmerzhaften Orgasmus führt, in fast jede Nacht auftretenden Erektionen, Priapismus, gehäuften Pollutionen mit Entleerung eines eitrigen und blutig-eitrigen Ejakulates. Wird, was bei der gesteigerten Libido erklärlich ist, um den überaus lästigen Erektionen und Pollutionen abzuhelfen, trotz des Erkrankungszustandes ein Koitus unternommen, so erfolgt entweder eine Ejaculatio praecox oder kolikartige Schmerzen am Ende des Koitus. Das Ejakulat hat dabei eine gelblichrote bis rötlichgelbe Verfärbung. Die Beimengung von Blut zum Samen (Haemospermie) ist ein häufiges Symptom der Spermatocystitis. Im Verlaufe der Erkrankung kann die sexuelle Überreizung einer sexuellen Schwäche (Ejaculatio praecox, unvollkommene Erektion, Verlust der Libido) Platz machen. Durch Verschluß des Ausführungsganges kann im Gefolge einer Samenblasenentzündung Sterilität auftreten. Auch Spermatorrhoe kann durch entzündliche Erkrankung der Ductus ejaculatorii hervorgerufen werden.

Das Allgemeinbefinden ist teils wegen der Erkrankung als solcher, teils wegen der durch die sexuellen Symptome gestörten Nachtruhe schlecht. Bildet sich ein Empyem, so erfolgt eine Temperatursteigerung auf 40°, die mit dem Abklingen der Erscheinungen zurückgeht.

Zur Feststellung der Diagnose ist die bimanuelle Rektaluntersuchung nach Picker notwendig. Im katarrhalischen Stadium der Erkrankung ist der Palpationsbefund zumeist negativ. Die Samenblase ist gut tastbar, weich, ihr Inhalt leicht ausdrückbar. Die Druckschmerzhaftigkeit kann fehlen oder nur geringfügig sein. Entscheidend für dieses Stadium ist der Sekretbefund. Schreitet der Prozeß gegen die Tiefe fort, so findet man die Samenblase vergrößert, sie kann geradegestreckt, wurstförmig oder entsprechend ihren Divertikeln traubenförmig sein. Findet man kleinere, härtere oder fluktuierende Vorwölbungen, so handelt es sich um Infiltrate oder Abszeßbildungen. Bei einer dritten Form der Spermatocystitis handelt es sich um einen Eitererguß in einen präformierten Hohlraum, um das Samenblasenempyem: Die Samenblase ist enorm vergrößert, als prallelastischer oder fluktuierender Tumor palpabel. Geht die Entzündung ähnlich wie bei der Prostata auf die Nachbargewebe über, so entsteht eine Perivesiculitis (Perispermatocystitis). Man tastet dabei einseitig große, harte, unregelmäßige Gebilde oberhalb der Prostata, deren obere Grenze oft nicht zu erreichen ist und in denen man häufig kleine Abszesse fühlt. Die rektale Schleimhaut ist mit der Unterlage verklebt oder verwachsen, so daß sie auf ihr nicht mehr verschieblich ist.

Ebenso wichtig wie für die genaue Diagnose der Prostatitis ist für die Feststellung der Spermatocystitis die Untersuchung des Sekretes. Um Samenblaseninhalt isoliert ohne Beimengung von Prostatasekret zu erhalten, wird der Patient aufgefordert zu urinieren. Hierauf wird die Blase gefüllt und die Prostata kräftig massiert. Nach der Massage uriniert der Kranke die Spülflüssigkeit aus, die das Sekret der Prostata enthält. Man spült hierauf die Harnröhre klar und füllt nochmals die Blase. Dann werden nach dem Pickerschen Verfahren die Samenblasen ausgedrückt, deren Inhalt in die Harnröhre abfließt. Der Patient fängt das Sekret in einem Uhrschälchen auf. Fließt es aber in die Harnblase ab, so läßt man den Kranken die Spülflüssigkeit urinieren. Makroskopisch sieht man das Sekret in langen verzweigten Strängen in der Flüssigkeit herumschwimmen. Der Samenblaseninhalt ist schwerer als Wasser. Im Gegensatz zum Prostatasekret ist er geruchlos, hat eine grauweiße, milchige Farbe und ist dünnflüssig. Er enthält sagoähnliche Klümpchen (Lallemand-Trousseausche Körperchen). Er hat zahlreiche Epithelien, keine Leukozyten und Bakterien, zahlreiche Spermatozoen und amorphe, als Sympexien bezeichnete Gebilde. Beimengungen von Leukozyten oder Erythrozyten sind als pathologisch zu bezeichnen. In frischen Fällen von Gonorrhoe findet man intra- und extrazelluläre Gonokokken. Ihr Fehlen spricht aber nicht gegen Gonorrhoe.

Der Verlauf der akuten Spermatocystitis ist verschieden. Häufig kommt es zur vollständigen Restitutio ad integrum, in den selteneren Fällen zur Abszedierung, wobei der Eiter durch die Harnröhre entleert werden kann oder, was viel ungünstiger ist, gegen die Nachbarorgane durchbricht. Letzterer Vorgang tritt sehr selten ein. Häufig geht die akute Spermatocystitis in die chronische Form über.

Die Prognose ist bei katarrhalischen Formen trotz länger dauerndem Verlauf relativ günstig zu stellen. Im allgemeinen ist die Prognose sowohl quoad sanationem als auch in funktioneller Beziehung als unsicher zu stellen, namentlich bei eitrigen Formen oder beim Samenblasenempyem, wo ein Übergreifen auf das Bauchfell im Bereiche der Möglichkeit liegt. Die Diagnose ist aus den Symptomen, bei denen besonders auf die sexuell-neurasthenischen Beschwerden zu achten ist, aus dem Palpationsbefund und aus der Sekretuntersuchung zu stellen. Bei der rektalen Untersuchung ist auf die Lymphangitis prostato-iliaca zu achten. Differentialdiagnostisch kommt Tuberkulose als chronische Entzündung oder Tumoren gegenüber einer akuten Spermatocystitis nicht in Betracht. Anlaß zu Verwechslungen kann bei rechtsseitiger Samenblasenentzündung die Appendizitis geben, auf die besonders geachtet werden soll.

Obwohl das Plattenepithel der Harnblase den Gonokokken Widerstand entgegensetzt, kommt es durch Überfließen eitrigen Sekrets in die Blase zu einer Entzündung des Trigonums, die man als Trigonitis und, da zwischen Entzündungszustand von Blasensphinkter und hinterer Harnröhre ein enger Zusammenhang besteht, auch als Urethrocystitis bezeichnet. Die gonorrhoische Cystitis hat einen gutartigen Charakter. Sie setzt häufig mit Fieber ein. Das hervorstechendste subjektive Symptom ist der Harndrang. Ohne daß die Harnmenge vermehrt ist, ist der Drang zum Urinieren von solcher Heftigkeit bei gleichzeitiger Schmerzhaftigkeit der Miktion, daß der Patient alle 5 bis 10 Minuten seine Blase entleeren will. Der Drang zum Urinieren hört auch in der Nacht nicht auf. Bei der Zweigläserprobe sind beide Portionen trüb, mitunter ist die erste trüber als die zweite, da sich im ersten Glas noch Eiter aus der vorderen Harnröhre vorfindet. Am Schlusse der Miktion kann Blut (terminale Hämaturie) oder Eiter entleert werden. Der Harndrang hängt von der Lage des Kranken ab: Beim Stehen oder Sitzen ist der Harndrang, da sich der Harn im entzündeten Trigonum ansammelt, viel stärker als beim Liegen, wo sich der Harn auf dem Fundus der Blase befindet. Als charakteristisches differentialdiagnostisches Merkmal gilt die Reaktion des Urins. Bei der echten gonorrhoischen Cystitis reagiert der Harn immer sauer oder neutral, bei Mischinfektionen alkalisch. Allerdings schlägt die Reaktion, wenn reichliche Beimengungen von Blut vorhanden sind, ins Alkalische über. Bei Zunahme der Entzündungserscheinungen werden die Schmerzen stärker und arten in Krämpfe aus, wodurch das Urinieren nur tropfenweise vor sich geht. Es kann bisweilen zur völligen Harnverhaltung kommen. Diese Erscheinungen halten einige Zeit an und nehmen an Häufigkeit ab. Schließlich kommt es zur völligen Heilung. In anderen Fällen wird der Zustand chronisch.

Die Differentialdiagnose gegenüber der Urethritis posterior wurde auf S. 38 besprochen. Die Prognose ist günstig; allerdings ist die Aussicht auf Heilung um so ungünstiger, je länger sich der Zustand hinzieht.

IV. Die Behandlung der akuten Urethritis und ihrer Komplikationen.

Wir können die medikamentöse Behandlung der akuten Urethritis in drei große Gruppen einteilen, die entweder allein für sich oder sich gegenseitig ergänzend herangezogen werden: die interne, die lokale und die biologische Behandlungsart.

Das Genitale steht in innigster Korrelation mit den Organen des übrigen Organismus, so daß alle Schädigungen vermieden werden müssen, welche direkt oder indirekt auf das Genitale einwirken. Reizung eines ferneliegenden Organs kann eine Reizung des Genitales bewirken. Für die Therapie ist es von Wichtigkeit, daß Reizung vom Dünn- und Mastdarm einen Genitalreflex hervorrufen, während Magen- und Dickdarmreize keine reflektorische Erregung hervorrufen. Da die Regelung des Stuhlganges für den Verlauf einer Gonorrhoe von Wichtigkeit ist, dürfen bei Obstipation Tripperkranker nur jene Mittel herangezogen werden, deren Angriffspunkt im Dickdarm gelegen ist, also Rheum, Senna und Schwefel. Ferner kommen als reizlose Abführmittel die natürlichen Mineralwässer und ihre künstlichen Salze in Frage.

Bezüglich der Kost, die der Gonorrhoiker zu bekommen hat, ist zu sagen, daß alle Speisen, welche Kongestionen und damit Blutüberfüllung der Genitalregion veranlassen können, vermieden werden sollen. Dabei soll bedacht werden, daß Reizlosigkeit der Krankenkost nicht gleichbedeutend ist mit Gewürzlosigkeit. Während Senf, Ingwer, Pfeffer, Paprika, Kardamomen, Vanille, Sellerie, Rettig vermieden werden sollen, können andere Gewürze, wie Anis, Fenchel, Gewürznelken, Kapern, Majoran, Lorbeer, Zimt für die Tripperkost verwendet werden. Alkoholgenuß soll verboten werden. Ist dies aus medizinischen oder gesellschaftlichen Gründen nicht möglich, so kann die schädliche Wirkung des Alkoholgenusses dadurch verringert werden, daß dem Kranken eine kleine Menge dieses Getränkes von Anfang an zu trinken gestattet wird. Der regelmäßige Genuß einer bestimmten Menge eines alkoholischen Getränkes wird meistens ohne Schaden vertragen, nur muß dem Kranken eingeschärft werden, die täglich erlaubte Menge nicht einmal die Woche als Ganzes zu sich zu nehmen. In Gärung begriffene oder moussierende Getränke wie Most, Schaumwein, Sodawasser sollen vermieden werden. Die Flüssigkeitsmenge sei gegenüber dem üblichen Quantum etwas erhöht, doch nicht derart, daß die Blase durch allzu häufige Inanspruchnahme unnötigerweise gereizt wird.

Während einer Gonorrhoe sollen alle Reize vermieden werden, welche direkt oder indirekt zu einer Schädigung des erkrankten Genitales führen können. Zunächst sollen alle Erschütterungen ferngehalten werden. Der Gonorrhoiker soll allen anstrengenden Körperbewegungen aus dem Wege gehen: Autofahren, Rad- (Motorrad-) Fahren, Schwimmen, Tanzen, sportliche Betätigung usw. Daß jeder Geschlechtsverkehr während der ganzen Dauer der Erkrankung zu unterbleiben hat, ist wohl selbstverständlich, doch muß diese Forderung dem Kranken nachdrücklichst immer wieder vor Augen gehalten werden. Der Kranke ist auf die Gefahr der Übertragung seiner Gonorrhoe auf die Augen aufmerksam zu machen. Er soll angehalten werden, sich nach jeder Berührung seines Penis die Hände gründlich zu waschen. Ferner ist der Kranke darauf aufmerksam zu machen, daß es schädlich ist, vor das Orificium der Harnröhre Wattebäuschchen zu bringen, die das Beschmutzen der Wäsche verhindern sollen, da es dadurch zu einer Sekretstauung kommen kann. Auch das Anziehen eines Kondoms, der das Abfließen des Eiters auf Kleidung und Wäsche verhindern soll, ist infolge Mazeration der Haut des Penis und der Glans durch den undurchlässigen Gummi schädlich.

Zur Verhinderung des Übergreifens des Trippers auf die Nebenhoden soll ein Suspensorium getragen werden, das am zweckmäßigsten gleich bei Beginn der Erkrankung angelegt wird. Ein gut sitzendes Suspensorium darf die Harnröhre weder vor noch hinter dem Bulbus drücken. Ganz besonders ist auf den von Asch bezeichneten Angulus penoscrotalis zu achten, auf den Winkel, den die Harnröhre an der Stelle aufweist, die dem äußeren Übergang des Penis zum Scrotum entspricht. Bei Druck auf dieser Stelle kann es daselbst zur Bildung von Eiterherden sowie Infiltraten kommen. Alle Suspensorien sind zweckmäßig, welche nicht nur das äußere Genitale heben, sondern auch an den Körper anziehen. Sie müssen daher sowohl Gürtel- als Damm- oder Schenkelbänder besitzen. Einzelne Suspensorien enthalten Klappen, welche den Penis in geeigneter Lage halten und die Wäsche vor Beschmutzung schützen. Als zweckentsprechend sind die Teufelschen, Neisserschen, Bernsteinschen und Bergmannschen Suspensorien zu bezeichnen. Durch ein Suspensorium wird nicht nur die Ruhigstellung des Penis, Hodens und Nebenhodens erreicht, sondern auch die Möglichkeit geboten, kühlende Verbände anzulegen.

In der vorbakteriologischen Zeit wurde das Hauptgewicht bei der Behandlung des Harnröhrentrippers auf die Therapie mit innerlich einzunehmenden Medikamenten gelegt. Es sei betont, daß keines der als „internes Antigonorrhoikum" bezeichneten Mittel ein wirkliches Antigonorrhoikum darstellt, ein Medikament, das auf die Gonokokken eingestellt, diese vernichtet. Keines dieser Mittel heilt die Gonorrhoe. Sie wirken alle symptomatisch, beseitigen Schmerzen, Entzündungserscheinungen und Ausfluß und bewirken, wenn man sich ihrer allein zur Behandlung des Trippers bedient, zumeist nur eine Pseudoheilung. Die Medikamente, welche wir als interne Antigonorrhoika bezeichnen, lassen sich in zwei Hauptgruppen einteilen:

1. Symptomatika, das sind Substanzen, welche gewisse Symptome der Gonorrhoe günstig beeinflussen, und
2. Prophylaktika, Arzneimittel, welche prophylaktisch die Ausbreitung des Entzündungsprozesses hintanzuhalten imstande sind.

Alle diese Substanzen haben aber keinen oder wenigstens keinen *direkten* Einfluß auf den Gonokokkus. Sie können im besten Falle „terrainverschlechternd" wirken, wodurch das Wachstum der Gonokokken beeinträchtigt werden kann.

In die Gruppe der Symptomatika sind die Harndesinfizientia, die Balsamika und die in der Gonorrhoetherapie verwendeten Teearten einzureihen. Als *Harndesinfizientien* sind alle jene Substanzen zu bezeichnen, welche durch Abspaltung von Phenol, Salizylsäure oder Formaldehyd wirken. In die ersten zwei Gruppen fallen das *Natrium salicylicum*, von dem man täglich 3 bis 4 g verordnet (Natr. salicyl. 0.5; S. 6 bis 8 Pulver täglich zu nehmen), und das *Salol*, das ein Salizylsäurephenylester ist und, ohne im Magen verändert zu werden, erst im Darm in seine beiden Komponenten Phenol und Salizylsäure zerfällt. Man verordnet drei- bis viermal eingrammige Pulver täglich, hauptsächlich dann, wenn Natriumsalicylat nicht vertragen wird. Es sei daran erinnert, daß gastrische Symptome, Ohrensausen und Schwerhörigkeit die häufigsten Nebenwirkungen der Salicylate sind. Bei Vergiftungserscheinungen empfiehlt es sich, größere Mengen von Natriumbikarbonat zu geben, um die Ausscheidung der Salizylsäure zu beschleunigen. *Urotropin* wirkt durch Abspaltung von Formaldehyd.

Es entfaltet aber seine Wirksamkeit nur in saurem Medium, während es bei alkalischem Urine wirkungslos ist. Eine Ansäuerung des Harns kann durch reichliche Fleischdiät oder durch phosphorsaure Salze bewirkt werden. Man gibt 4 bis 6 Urotropin-Tabletten zu 0.5. Es kann auch intravenös gegeben werden (5 bis 10 ccm einer 40%igen Urotropinlösung oder in Form des handelsfertigen Cylotropins, das in 5 ccm Flüssigkeit 2.0 Urotropin, 0.8 Natr. salicyl. und 0.2 Coffein natriosalicyl. enthält). Von Nebenwirkungen wurden bei Urotropingaben toxische Exantheme und Reizung des Urogenitaltraktes (Blasenschleimhautblutungen) beobachtet. Andere Präparate, welche dieselbe Wirkung haben wie Urotropin, sind das Cystopurin (1.0 bis 2.0 täglich), Amphotropin (0.5 dreimal täglich), Hexal, Neohexal (drei- bis viermal täglich 1.0), Borovertin, Uromed u. ä. Recht zweckmäßig ist auch die Kombination von Urotropin mit Salol nach folgender Verschreibung: Urotropin 0.5, Salol 0.25; D. tal. dos. N⁰ X; S. 3 bis 4 Pulver täglich.

Die zweite Gruppe der Symptomatika bilden die Balsamika, zu denen gewisse ätherische Öle, Balsame und Harze gehören. Sie haben zwar verschiedene chemische Konstitution, haben aber auf den Entzündungsvorgang einen gleichen oder ähnlichen Effekt. Es sind dies Substanzen, die seit Jahrhunderten als Antiblennorrhoika in Verwendung stehen und in der Zeit vor der Einführung der Silberpräparate in die Gonorrhoetherapie eine große Rolle spielten. Die wichtigsten dieser Substanzen sind das Sandelholzöl, der Copaivabalsam, das Kawa-Kawa-Harz, der Bromkampher und das Lupulin. Während die Harndesinfizientia das Wachstum einer Reihe von Mikroorganismen (Coli, Staphylokokken) hemmen und zur innerlichen Desinfektion der Harnwege bei Cystitis, Bakteriurie und Urethritis posterior mit Erfolg herangezogen werden können, üben die Substanzen der Balsamgruppe keinen bakteriziden Einfluß aus. Es kommen ihnen aber gewisse pharmakologische Eigenschaften zu, die ihre Anwendung als Adjuvantia der lokalen Harnröhrentherapie rechtfertigen. Sie sind im wahrsten Sinne des Wortes Symptomatika. Die Balsamika hemmen die übermäßige Sekretion, sie wirken schmerzstillend, sie lösen Krampfzustände und sie bewirken eine Ruhigstellung des oder der erkrankten Organe durch Lähmung des autonomen Ganglienzellensystems. Aus diesem Wirkungsbereich ergibt sich ihr Anwendungsgebiet. Wir werden sie heranziehen, wenn eine übermäßige Sekretion vorhanden ist und wenn heftige Schmerzen das Urinieren erschweren; wir werden sie aber auch dann geben, wenn Spasmen der glattmuskeligen Genitalteile den Kranken belästigen, namentlich dann, wenn wir, wie bei einer Urethritis posterior, bei der eine Lokaltherapie nicht stattfinden kann, durch Lähmung der glatten Muskulatur die Peristaltik oder die Antiperistaltik des Samenstranges hemmen und dadurch ein Übergreifen des Krankheitsprozesses auf die Nebenhoden verhindern wollen. Für die Praxis kommt namentlich das ostindische Sandelholzöl und dessen Präparate in Betracht. Manche Fertigpräparate des Handels enthalten überdies noch Kawaharz und Copaivabalsam. Will man das Sandelholzöl als solches verordnen, so verschreibt man Ol. santali 30.0 und läßt den Kranken dreimal täglich 15 bis 20 Tropfen in heißer Milch nehmen. Manchmal kann Nierenreizung auftreten, so daß der Harn, der sich durch einen eigentümlichen aromatischen Geruch auszeichnet, von Zeit zu Zeit kontrolliert werden soll. Dabei ist aber darauf zu achten, daß bei der Koch- und Salpetersäureprobe des Harns Niederschläge auftreten können, welche eine Eiweißausscheidung vortäuschen. Ein durch Harzsäure entstandener Niederschlag löst sich auf Zusatz von Alkohol, während ein Eiweißniederschlag auf Alkoholzusatz bestehen bleibt. Von den Handelspräparaten ist das Gonosan, das Kawa-Kawa und ostindisches Sandelholzöl enthält (6 bis 10 Kapseln täglich auf nüchternem Magen), das Santyl (drei- bis viermal 25 Tropfen in heißer Milch), das Arrhovin (drei- bis fünfmal täglich Kapseln zu 0.25), das französische Santal Monal (Ol. santali und Methylenblau; grünblaue Farbe des Urins) zu nennen. Alle diese Präparate sollen keine Magen- und Darmbeschwerden machen, noch jenes unangenehme Drücken in der Nierengegend verursachen, das durch Hyperämie der Nieren hervorgerufen wird. Recht gut ist namentlich bei chronischen Fällen die Verabreichung von Extr. Pichi-Pichi fluidum (germanicum), von dem man dreimal täglich 15 Tropfen gibt. Es kann auch als Pillen nach folgender Formel verordnet werden: Extr. Pichi-Pichi sicc., Saloli $\overline{aa}$ 2.0, Magn. ust., Cerae albae q. s. ut fiant pil. No. XXX, S. 1 bis 3 Pillen täglich.

Die Wirkung der in der Gonorrhoëtherapie angewendeten Drogen, die in Teeform verabreicht werden, ist zumeist eine harntreibende, doch kommt therapeutisch auch die desinfizierende und anästhesierende Komponente dieser Substanzen vielfach in Betracht. Wir kennen Drogen, welche als Harndesinfizientia wirken. Es sind dies die Blätter der Bärentraube (Fol. uvae ursi), die Arbutin enthalten, ein Glykosid, das in Zucker und Hydrochinon gespalten wird. Die Herba herniariae und die Radix Ononidis enthalten hauptsächlich Saponin und dürften diuretisch wirken, während die Baccae (Fructus) juniperi, Radix Levistici und die Folia Buccu durch ihren Gehalt an ätherischen Ölen wirken. Wir verschreiben sie zumeist kombiniert: Fol. uvae ursi, Herb. herniar. āā 50.0, Rad. ononid., Fruct. juniper. āā 25.0. Gegen Cystitis wird die Fol. orthosiphonis gelobt. Die hier besprochenen Drogen werden als Aufgüsse zubereitet. Die Kranken trinken 3 bis 4 Tassen dieser Teemischungen täglich.

Als antigonorrhoische Prophylaktika sind eine Reihe von Substanzen, zumeist Alkaloide, zu bezeichnen, welche die Eigenschaft haben, durch Lähmung der glatten Muskulatur des Genitales oder seiner Nerven die Ausbreitung des gonorrhoischen Prozesses von der Harnröhre auf die Adnexe zu verhindern. Während die bisher besprochenen Arzneimittel in ihrer Hauptsache Teilsymptome der Gonorrhoe beeinflussen, sei es, daß sie in gewissem Sinne desinfizierend, sei es, daß sie schmerzstillend, sekretionshemmend oder diuretisch wirken, ist die Wirkung der nun zu besprechenden Pharmaka darin gelegen, daß sie den Krankheitsverlauf nur indirekt beeinflussen und durch ihre lähmende Wirkung eine Propagation der Kokken verhüten und durch Ruhigstellung des kranken Organes in diesem Sinne auch symptomatisch wirken. Zwei Alkaloiden mit verschiedenen Angriffspunkten kommt diese Wirkung zu: dem Atropin und dem Papaverin. Atropin, das in der Gonorrhoebehandlung hauptsächlich als Extract. belladonnae herangezogen wird, hat keine muskellähmenden Eigenschaften, sondern wirkt auf den Parasympathikus. Schindler empfahl 2 bis 3 mg Atropin als Tagesdosis; vom Novatropin gibt man 2 bis 3 Tabletten zu 0.0025 täglich, vom Extr. belladonnae, das in Zäpfchenform bei Prostatitis sehr häufig verwendet wird, gibt man 0.02 g pro Suppositorium. Ein elektiv muskellähmendes Mittel ist das Papaverin, das für diese Zwecke von Perutz in die Gonorrhoetherapie eingeführt wurde. Papaverin ist relativ ungiftig. Um einen vollen Effekt zu erzielen, müssen größere Mengen dieser Substanz gegeben werden. Man gibt es in Pulverform (Papaverin. hydrochlor. 0.05 bis 0.06, Sacch. alb. 0.4; D. tal. dos. No. XX; S. 3 bis 4 Pulver täglich) oder mit einem Harndesinfiziens kombiniert (Papaverin. hydrochlor. 0.05, Urotropin. 0.5, Salol. 0.25; D. tal. dos. No. XX; S. 3 bis 4 Pulver täglich). Das neuerdings synthetisch hergestellte Präparat Eupaverin hat dieselbe Wirkung wie das Papaverin: drei- bis viermal täglich eine Tablette zu 0.03. Auch das Pyramidon übt einen lähmenden Einfluß auf die glattmuskeligen Genitalteile aus, so daß es namentlich zur Behandlung der Prostatitis an Stelle des Atropins allein oder mit Ichthyol kombiniert in Zäpfchenform gegeben werden kann: Pyramidon. 0.1, Ichthyol. 0.4, Butyr. Cacao q. s. ut fiant tal. dos. supposit. No. X; S. zweimal täglich ein Stück einführen. An Stelle des Pyramidons kann Veramon verordnet werden (Pyramidon plus Veronal).

Auch eine Reihe von Substanzen, welche als Antiaphrodisiaca bezeichnet werden und zur Bekämpfung übermäßiger, im Verlaufe einer Gonorrhoe auftretender Erregungszustände des Genitalapparates (Erektionen, Pollutionen usw.) herangezogen werden, gehört in diese Gruppe. Zunächst die Bromsalze und ihre organischen Verbindungen, welche dämpfend auf das Großhirn einwirken. Es ist dies das Brom, das in Kombination mit Antipyrin gerne verordnet wird: Antipyrin. 5.0, Natr. bromat. 15.0, Aq. destill. ad 150.0; S. 1 bis 2 Eßlöffel vor dem Schlafengehen zu nehmen. Genügt diese Medikation nicht, so eignet sich das Adalin (Bromdiäthylacetylharnstoff) als eine relativ ungiftige Substanz in Dosen von 0.5 bis 1.0. Die als Analgetica und Sedativa empfohlenen Trivalin und Dicodid sind wegen der Gefahr der Gewöhnung nur bei ganz besonders schweren Fällen und auch da mit der entsprechenden Vorsicht heranzuziehen.

Als beliebtes Antiaphrodisiakum gilt das Lupulin, das in Dosen von 0.1 bis 0.3, meistens aber in Kombination mit dem pharmakologisch wie die ätherischen Öle wirkenden Monobromkampher gegeben wird. Man verschreibt es: Lupulin., Camphor. monobromat. āā 0.15, Natr. bromat. 0.70; D. tal. dos. ad chart. cerat. No. X; S. 2 bis 3 Pulver täglich.

Für die lokale Behandlung der Gonorrhoe kommen zwei Verfahren in Betracht: die von Neisser-Finger inaugurierte und deren Schulen ausgebaute Spritzbehandlung und die von Janet und der französischen Schule empfohlene Spülbehandlung. Beide Verfahren haben ihre Vor- und Nachteile; beide Methoden können heute noch nicht als ideale Gonorrhoetherapie aufgefaßt werden. Sie liefern aber immerhin so beachtenswerte Resultate, daß sie so lange noch beibehalten werden sollen, als eine andere Behandlungsart, die mit noch besseren Erfolgen arbeitet, sie ablöst.

Das Spritzverfahren beruht darauf, daß mittels der sogenannten Tripperspritze Lösungen bakterizider Substanzen in die Harnröhre eingeführt werden. Für dieses Verfahren ist die Verwendung einer geeigneten Spritze von Wichtigkeit. Das von Neisser angegebene Instrument entspricht am ehesten allen Bedingungen. Es ist darauf zu achten, daß das in die Harnröhre einzuführende Ende nicht spitz sei und nicht aus Glas besteht. Dieses Ende soll kuppelförmig abgerundet und aus Hartgummi oder Kautschuk angefertigt sein. Von Wichtigkeit ist die Größe der Spritze. Ihr Fassungsraum soll, allgemein gesprochen, dem der vorderen Harnröhre entsprechen. Die Kapazität der Harnröhre unterliegt sowohl individuellen Schwankungen als auch Fassungsunterschieden, die vom Stadium der Erkrankung abhängen. Im akuten Stadium der Gonorrhoe beträgt das Fassungsvermögen der Harnröhre 6 bis 8 ccm, um während der Heilung bis auf 15 ccm zuzunehmen. Zu kleine Spritzen entfalten die Schleimhaut nicht und vernichten auf diese Weise nicht die in diesen Schlupfwinkeln sich eingenisteten Gonokokken. Die Menge der einzuspritzenden Lösung beträgt im Durchschnitt für die ersten zwei Wochen 6 bis 8 ccm, später kann man größere Mengen einspritzen lassen. Der Kranke soll die Flüssigkeit von unten nach oben einspritzen. Nach erfolgter Einspritzung soll der Penis nach unten gehalten werden, damit die Lösung auch mit den vordersten Teilen der Harnröhre sicher in Berührung kommt. Die Medikamente lassen wir 3 bis 5 Minuten in der Harnröhre verweilen. Der Kranke soll, um die Harnröhre zu reinigen, entweder vor der Einspritzung urinieren oder wir lassen zu diesem Zwecke eine Einspritzung mit 1% Borsäurelösung vornehmen. Die Einspritzung soll in ungefähr vierstündigen Intervallen, also vier- bis fünfmal im Tage vorgenommen werden. Sollte der Kranke in der Nacht erwachen, so kann er auch eine Einspritzung nachts vornehmen. Bruck empfiehlt am Abend Silber- (Hegonon-) Stäbchen in die Harnröhre einzuführen, die über Nacht daselbst verweilen.

Es wurde früher darauf hingewiesen, daß wir als Medikamente Silbersalze, zumeist Silbereiweißverbindungen verwenden, die wir je nach ihrer Tiefenwirkung und deren Einfluß auf die Gefäße und auf den Entzündungsvorgang in Silberadstringentien und Silberdesinfizientien einteilen. In folgender Übersicht sind eine Reihe der gebräuchlichsten Präparate in alphabetischer Reihenfolge zusammengestellt. (Seite 71.)

Von diesen hier aufgezählten Präparaten gehören in die Gruppe der Silberdesinfizientien das Argonin, Choleval, Hegonon, Novargan, Protargol, Reargon, in die Gruppe der Silberadstringentien das Acykal, Albargin, Argentamin, Argentum nitricum, Ichthargan; eine Zwischenstellung nimmt das Targesin und das Transargan ein;

Name	Vordere Harnröhre	Spülungen	Instillation	Abortiv-behandlung
Acykal	0.02 : 200	1 : 10.000	0.03 — 0.1%	—
Albargin	0.05 — 0.4 : 200	1 : 4000 — 1 : 1000	1 — 3%	2%
Argentamin	0.03 — 0.2 : 200	1 : 10.000	0.1%	—
Argentum nitricum	0.03 — 0.1 : 200	1 : 10.000 — 1 : 2000	0.25 — 3%	1 — 2%
Argonin	0.5 — 4.0 : 200	1 : 4000	—	—
Bismutum subnitr.	2.0 — 4.0 : 200	—	—	—
Choleval	0,25 — 2.0 : 200	1 : 1000 — 1 : 500	2 — 5%	5%
Collargol	—	1 : 10.000 — 1 : 3000	—	—
Cuprum sulfuricum	0.1 — 0.5 : 200	—	1 — 15%	—
Hegonon	0.25 — 1.0 : 200	1 : 4000 — I : 2000	2 — 5%	3%
Ichthargan	0.05 — 0.2 : 200	1 : 4000 — 1 : 1000	—	—
Kalium hypermangan.	0.04 — 0.2 : 200	1 : 5000 — 1 : 2000	—	—
Mercurochrom	0.5 — 1.0 : 200	—	—	—
Necaron	0.1 — 0.2 : 200	1 : 10.000	—	—
Novargan	0.4 — 3.0 : 200	1 : 1000	—	5 — 10%
Plumbum aceticum	0.5 : 200	—	—	—
Protargol	0.5 — 2.0 : 200	1 : 4000 — 1 : 1000	1 — 5%	2 — 4%
Reargon	10.0 : 200	—	—	5%
Targesin	0.5 — 3.0 : 200	—	—	—
Transargan	0.2 — 3.0 : 200	1 — 3 : 100	—	—
Zincum sulfuricum	0.5 — 2.0 : 200	—	—	—
Zincum sulfo-carbol.	0.5 — 1.0 : 200	—	—	—

reine Adstringentien sind das Bismutum subnitricum, das Cuprum sulfuricum, Kalium hypermanganicum, Plumbum aceticum, Zincum sulfocarbolicum und Zincum sulfuricum.

Nach welchen Gesichtspunkten hat die Wahl der einzelnen Antigonorrhoica zu erfolgen?

Die Gonokokken sind möglichst rasch und möglichst frühzeitig zu beseitigen. Am besten erfüllen die als Silberdesinfizientia bezeichneten Präparate diesen Zweck. Bei der Gonorrhoebehandlung soll also mit der Anwendung dieser Medikamente begonnen werden, wenn nicht folgende Kontraindikationen vorliegen: Blutig tingierter Ausfluß, stark entzündliche Schwellung der Glans penis und der Fossa navicularis, Phimose und Paraphimose, Cavernitis, Tysonitis, Cowperitis, Entzündung der hinteren Harnröhre und Blase, sowie eine Mitbeteiligung der Adnexe. Bei allen diesen Komplikationen darf mit der lokalen Behandlung der vorderen Harnröhre nicht begonnen werden, sondern es müssen die als interne Arzneimittel bezeichneten Präparate verordnet werden. Sind die akuten Erscheinungen zurückgegangen oder setzt die Gonorrhoe nicht mit so stürmischen Erscheinungen ein, dann hat die lokale Spritztherapie einzusetzen.

Die Wahl des entsprechenden Heilmittels hängt vom Alter der Infektion und von der Intensität der Krankheitserscheinungen ab. Die Intensität des lokalen Eingriffes muß umgekehrt proportional der Stärke der entzündlichen Erscheinungen sein. Je stärker die Entzündung, desto milder die Behandlung; je geringgradiger die Entzündung ist, desto energischer können wir eingreifen. Die Konzentration des Präparates richtet sich also nach dem Alter der Infektion, nach der Akuität des Prozesses und nach der Reaktionsfähigkeit der Harnröhrenschleimhaut. Man kann gelegentlich beobachten, daß der Kranke eine höhere Konzentration eines Präparates nicht verträgt. Dann ist es zweckmäßig, auf ganz niedere Mengen zurückzugehen und allmählich, ganz langsam zu steigen.

Es kann auch vorkommen, daß die Harnröhre eines oder das andere Präparat nicht verträgt und mit starken entzündlichen Erscheinungen darauf reagiert. In solchen Fällen darf dieses Medikament überhaupt nicht mehr gegeben werden. In ganz seltenen Fällen beobachtet man, daß die Harnröhre das Spritzen als solches überhaupt nicht verträgt, daß eine mechanische Überempfindlichkeit der Harnröhre vorliegt. Selbst Einspritzungen von physiologischer Kochsalzlösung können stürmische Entzündungserscheinungen hervorrufen; dann darf weder die Spritz- noch die Spültherapie verwendet werden. Die Medikamente werden in solchen Fällen zumeist in Form von Urethralstäbchen vertragen.

Welches Silberdesinfiziens als erstes gegeben werden soll, ist ziemlich gleichgültig, da alle Präparate dieser Gruppe mehr oder minder denselben Zweck erfüllen. Für den Anfang eignet sich am ehesten Protargol, Targesin, Argonin, für das etwas spätere Stadium Choleval, Transargan. Nimmt im mikroskopischen Bilde die Zahl der Epithelzellen zu, die der Leukozyten ab, dann sollen die Silberadstringentien Ichthargan, Albargin, Argentamin gegeben werden, und zum Schlusse, wenn längere Zeit keine Gonokokken mikroskopisch nachweisbar sind, keine Eiterkörperchen auftreten, das Sekret nur Schleim und Epithelzellen enthält, die reinen Adstringentien: Argentum nitricum, Cuprum sulfuricum, Zincum sulfuricum.

Janet empfiehlt zur Behandlung der Gonorrhoe die urethralen und die urethrovesikalen Irrigatorspülungen. Sie werden ohne Einführung von Instrumenten (Sonden o. dgl.) vorgenommen.

Zur Ausführung benötigt man einen mit einem Gummischlauch versehenen Irrigator von einem Liter Inhalt und eine „Janetsche Kanüle". Die Janetsche Kanüle besteht aus Glas, wird jedesmal vor Gebrauch ausgekocht und hat eine weite vordere Öffnung. Ihr rückwärtiges Ende wird mit dem Gummischlauch des Irrigators armiert. Um nur die vordere Harnröhre zu spülen, kann man auch die sogenannten doppelläufigen, im Innern durch eine Glaswand getrennten Kanülen verwenden, bei welchen in die obere Hälfte die Spülflüssigkeit einfließt und durch die untere Hälfte abfließt. Der Irrigator wird zu Beginn der Spülung 50 cm oberhalb des Sitzes des Kranken aufgehängt; will man den Druck erhöhen, so befestigt man den Irrigator 1 bis 1.5 m über dem Sitze des Kranken. Dadurch, daß der Kranke wie beim Urinieren preßt, öffnet sich der Schließmuskel und die Flüssigkeit gelangt in die Blase. Janet läßt die Spülung mindestens zweimal täglich vornehmen. Als Spülflüssigkeit verwendet er eine auf 40^0 C erwärmte Lösung von Kalium hypermanganicum 1 : 4000 und erhöht die Konzentration in der zweiten Woche auf 1 : 2000; in der dritten Woche verwendet er eine Lösung von Kalium hypermanganicum 1 : 1000. Asch empfiehlt, von der dritten Woche ab das Kalium hypermanganicum durch eine Lösung von Albargin, Hegonon oder Argyrol zu ersetzen (Konzentration des Argyrols 1 : 4000). Janet empfiehlt also nur die reine Spültherapie und verwirft die Behandlung mit der Tripperspritze. Er behandelt alle Fälle von Gonorrhoe sofort, auch wenn die Erscheinungen der Erkrankung hyperakut sind, und spült bei der Urethritis anterior nur die vordere Harnröhre; bei der Posterior führt er die urethrovesikalen Spülungen durch. Er unterbricht auch bei Auftreten von Komplikationen niemals die Lokalbehandlung. Allerdings stellt Asch die Spülungen der vorderen Harnröhre als „zwecklos und schädlich“ ein, sobald der Krankheitsprozeß auf die hintere Harnröhre oder Prostata übergegriffen oder eine Nebenhodenentzündung eingetreten ist.

Recht zweckmäßig erweist sich die Kombination beider Verfahren, indem man dem Kranken einmal täglich eine Janetsche Spülung verabreicht, ihn aber zu Hause desinfizierende Lösungen mit der Spritze in die vordere Harnröhre einführen läßt.

Um sich die jeweilige Lösung eines Medikamentes für die Spültherapie zu bereiten, nehme man von einer 10%igen Stammlösung auf 1 Liter Wasser:

1.0	ccm	auf	1	Liter	Wasser	= 1 : 10.000
1.3	„	„	1	„	„	= 1 : 8.000
1.6	„	„	1	„	„	= 1 : 6.000
2.0	„	„	1	„	„	= 1 : 5.000
2.5	„	„	1	„	„	= 1 : 4.000
3.3	„	„	1	„	„	= 1 : 3.000
5.0	„	„	1	„	„	= 1 : 2.000
10.0	„	„	1	„	„	= 1 : 1.000
15.0	„	„	1	„	„	= 1 : 750
20.0	„	„	1	„	„	= 1 : 500.

Die sogenannten „biologischen Behandlungsmethoden“ der Gonorrhoe umfassen das Gebiet der spezifischen und unspezifischen Therapie; spezifisch, indem wir durch Einführen von Gonokokkenvakzinen die Antikörperproduktion anregen; unspezifisch, indem wir durch parenterale Einverleibung von Eiweiß einen ähnlichen Effekt erstreben.

Zur Vakzinetherapie verwendet man entweder die käuflichen, fabriksmäßig hergestellten Präparate (Arthigon, Gonargin, die Vakzinen der verschiedenen Seruminstitute) oder die frisch herzustellenden Autovakzinen. Für gewöhnlich genügen die käuflichen Fertigpräparate, vorausgesetzt, daß die Vakzinen auch tatsächlich die entsprechenden Keimzahlen enthalten. Durch längeres Lagern der Vakzine gehen aber die Keime durch Autolyse verloren und die Vakzine ist dann wirkungslos. Äußerlich erkennt man die unwirksamen Präparate dadurch, daß sie eine klare Flüssigkeit enthalten und nicht getrübt sind. Der Gonokokkenstamm dürfte dabei kaum eine wesentliche Rolle spielen, da ja alle käuflichen Vakzinen polyvalent sind, d. h. aus einer ganzen Anzahl verschiedener Gonokokkenstämme hergestellt werden.

Die Applikation der Vakzine erfolgt subkutan, intramuskulär, intravenös oder intrakutan.

Bei der intramuskulären Einverleibung der Gonokokkenvakzine beginnt man mit 25 oder 50 Millionen Keimen und steigt in halbwöchigen Intervallen bis zu 200 Millionen Keime. Als Enddosis ist es zweckmäßig, 1000 bis 2000 Millionen Keime zu geben.

Bei der intravenösen Applikation beginnt man mit 5 Millionen Keimen und steigt in zwei- bis dreitägigen Intervallen bis zu 100 und 150 Millionen Keime. Dieses Verfahren eignet sich für die ambulante Behandlung wegen der dabei auftretenden fieberhaften Reaktion nicht. Allerdings wird gerade der Fieberreaktion eine besondere Bedeutung für den therapeutischen Effekt beigemessen. Mulzer und Keining haben für diese Zwecke außergewöhnlich hohe Dosen Vakzine verabreicht. Ihre „maximale Vakzine-Fiebertherapie" ahmt den Typus der Malaria (tertiana und quotidiana) nach. Sie geben 150 Millionen bis 8 Milliarden Keime pro Injektion, ungefähr 15 Milliarden Keime während einer ganzen Kur und erzielen Fieber zwischen 39° und 40.5°. Mulzer und Keining empfehlen ihr Verfahren für schwere therapieresistente Krankheitsfälle, die in kurzer Zeit heilen sollen. Selbstverständlich erfordert diese Methode genaue Kontrolle des Herzens und kann nur in einer Anstalt durchgeführt werden.

Von den käuflichen polyvalenten Gonokokkenvakzinen, die in ihrer Wirksamkeit einander gleich sind, seien hier nur erwähnt das Arthigon, das 100 Millionen Keime im Kubikzentimeter enthält, dann das Arthigon extrastark (1 ccm = 1 Milliarde Keime), das Gonargin (Packung I = 50 Millionen Keime, Packung II = 250 Millionen Keime, Packung III = 1000 Millionen Keime und Packung V = 5000 Millionen Keime im Kubikzentimeter), ferner das Vaccigon, das Gonokokkenvakzin des Wiener Seruminstitutes in zwei Serienpackungen, dann das Gonoyatren, eine Kombination der Vakzine mit dem Reizkörper Yatren; dann die französische oral zu verabreichende Vaccine Rhéantine Lumière, die keratinisierte Pillen zu 3 Milliarden Keime enthält, von der täglich zwei- bis dreimal 2 Pillen gegeben werden. In letzter Zeit verwendet man zu Immunisierungszwecken lebende Gonokokken. Eine solche „Lebendvakzine“ wird von den Sächsischen Serumwerken unter dem Namen Gonovitan in den Handel gebracht. Die Akten über diese Vakzine sind jedoch noch nicht abgeschlossen.

Die besonders empfehlenswerte intrakutane Anwendung veranlaßt keine Allgemeinerscheinungen, wie Fieber, Kopfschmerzen und so weiter, gibt aber so kräftige Herdreaktionen, daß sie therapeutisch herangezogen werden kann. Man fange mit zwei intrakutanen Quaddeln zu 0.2 ccm (in den Oberarm gegeben) von je 10 Millionen Keimen an und steige je nach der auftretenden Reaktion die Dosis nach dem Abklingen der Rötung auf 25, dann auf 50, hierauf auf 100 und zum Schlusse auf 250 Millionen Keime. Das Anwendungsgebiet der Vakzine sind die sogenannten geschlossenen gonorrhoischen Prozesse, namentlich die Nebenhodenentzündung, ferner die Prostatitis und Vesiculitis, während die Urethralgonorrhoe durch die aktive Immunisierung kaum beeinflußt wird.

Zur unspezifischen Therapie wird Milch herangezogen. Man gibt in fünftägigen Intervallen 3 bis 4 intramuskuläre Injektionen von 4 bis 5 ccm gekochter Milch oder 5 bis 10 ccm der keim- und toxinfrei hergestellten Milcheiweißlösung Aolan. Aolan kann auch intrakutan gegeben werden. Ein anderes diesbezügliches Präparat ist das Caseosan, von dem 2 bis 3 Einspritzungen zu 2 bis 4 bis 6 ccm intramuskulär namentlich bei Prostatitis gegeben werden. Auch die intramuskuläre Terpentineinspritzung (1 ccm einer Einspritzung Ol. terebinth. 1.0 bis 2.0, Ol. oliv. ad 10.0 oder der käuflichen Präparate Terpichin und Olobintin) werden bei gonorrhoischen Komplikationen verwendet.

Die Chemotherapie der Gonorrhoe steht noch ganz im Beginne der Versuche. Die intravenöse Silbertherapie (Elektrocollargol) hat sich nicht bewährt. Aussichtsreicher scheint die Behandlung mit Akridinfarbstoffen zu sein. Namentlich die intravenöse Anwendung von Trypaflavin und einem ihm nahestehenden Akridinderivat, dem Gonoflavin wird vielfach herangezogen. Es wurde über Fälle berichtet, die ohne Zuhilfenahme einer Lokalbehandlung nur mit diesen Präparaten geheilt wurden. Man injiziert jeden zweiten Tag 2 bis 5 ccm einer 2%igen Trypaflavinlösung intravenös und macht 10 bis 25 Einspritzungen. Am besten scheint die Urethritis anterior durch die Farbstofftherapie beeinflußt zu werden. Dieses Verfahren hat aber einige Nachteile. Zunächst daß schon Spuren von Flüssigkeit, die paravenös ins Gewebe gelangen, Nekrosen verursachen können; dann daß das

Trypaflavin ein Photosensibilisator ist, wodurch durch die Frühjahrs- und Sommersonne hartnäckige Dermatitiden mit nachfolgender Pigmentierung auftreten können, und endlich daß selbst bei vorsichtiger Injektion angioneurotische Symptome (Blutandrang zum Kopf, Brechreiz, Dyspnoe, Herzklopfen usw.) kaum ausbleiben, so daß, da die Heilungschancen nur bei einer Urethritis anterior bestehen, die anderen Verfahren eher heranzuziehen sind, die zu ähnlichen Erfolgen aber auf wesentlich ungefährlichere Weise führen. Auch das oral zu nehmende Pyridium, das zwar ein gutes Desinfiziens der Harnwege ist (man gibt dreimal täglich zwei Tabletten à 0.1, verwendet es zu Spülungen in 0.5%iger Lösung, zu Installationen zu 0.3%), hat ebenso wie das Neotropin als Antigonorrhoikum versagt. Beide sind brauchbare Desinfizientia der Harnwege, ohne eine spezifische Wirkung auf die Gonokokken zu entfalten.

Die Infektionsbehandlung der Gonorrhoe mit Malaria, die in Analogie zur Malariatherapie der progressiven Paralyse für die Tripperbehandlung empfohlen wurde, ist ein sehr eingreifendes Verfahren, so daß ihre Anwendung bei der Gonorrhoe mit Recht abgelehnt wurde. Von Mulzer, Zieler, Scholtz wurde das Pyrifer, ein bakterieller Eiweißstoff, der von einem pathogenen Bakterienstamm der Coligruppe aus Milch gewonnen wird, empfohlen. Über alle diese Methoden läßt sich aber noch kein abschließendes Urteil abgeben.

Die Behandlung der Harnröhrengonorrhoe hat nach den eben geschilderten Grundsätzen zu erfolgen. Für die Behandlung der Urethritis acuta anterior werden wir die Spritztherapie mit der Spülbehandlung kombinieren. Für die Spritztherapie ist es von Wichtigkeit, mit schwachen Konzentrationen zu beginnen und langsam zu steigen, ferner die einzelnen Präparate derselben Gruppe abwechselnd zu geben. Wichtig ist dabei, daß wir mit der topischen Behandlung sobald als möglich beginnen, wenn keine der erwähnten Kontraindikationen einem aktiven Vorgehen im Wege steht. Die Wahl des Präparates — Silberdesinfiziens oder Silberadstringens — hängt von den klinischen Erscheinungen und vom mikroskopischen Bilde ab. Setzt die Harnröhrengonorrhoe mit hyperakuten Symptomen, starken Entzündungserscheinungen, starkem Ausfluß u. a. m. ein, dann werden wir trachten, die starke Sekretion durch ätherische Öle (Ol. santal.) oder durch Drogen, welche sekretionshemmend wirken, zum Abklingen zu bringen und dann vorsichtig, wenn diese Symptome geschwunden sind, mit ganz schwachen Lösungen die

Spritztherapie einsetzen. Erfolgt ein Übertritt der Gonokokken auf die hintere Harnröhre, dann muß man mit der Lokalbehandlung aussetzen.

Bei der Therapie der akuten Posterior werden wir zunächst rein symptomatisch vorgehen, die subjektiven Symptome und den Entzündungsprozeß zu beeinflussen trachten. In diesem Stadium ist es von besonderer Wichtigkeit, das Übergreifen der gonorrhoischen Entzündung auf Nebenhoden und Vorsteherdrüse zu verhindern. Wir müssen demnach bei der Therapie der Urethritis posterior drei Momente berücksichtigen:

1. Entzündungshemmung,
2. Linderung der Beschwerden,
3. Verhütung der Propagation.

Wir verordnen dem Patienten absolut milde und reizlose Diät. Sehr zu empfehlen sind warme Sitzbäder. Intern werden wir desinfizierende harntreibende Substanzen geben. Als Tee kommen in Betracht: Fol. uvae ursi, Herb. herniar. āā 15.0, Rad. levistic., Fruct. juniper. āā 10.0. Innerlich bewährt sich oft die Mischung Urotropin 0.5, Salol. 0.25; davon viermal täglich ein Pulver. Mitunter leistet die intravenöse Urotropineinspritzung (Cylotropin) Vorzügliches. Sind die Beschwerden so stark, daß sie die Nachtruhe des Kranken erheblich beeinträchtigen, dann kann man zu den leichten Sedativa und Hypnotica (Natr. bromat. 15.0, Antipyrin. 5.0, Aq. dest. ad 150.0; S. 1 bis 2 Eßlöffel vor dem Schlafengehen; ferner Adalin, Adamon, Sedobrol) greifen. Um das Fortschreiten der Posterior auf die Adnexe zu verhüten, verordnet man die Prophylaktika Papaverin, Eupaverin, Atropin, Pyramidon, Veramon; Papav. mur. 0.05, Salol 0.25, Urotropo 0.5; S. dreimal täglich 1 Pulver. Bei Harndrang eignen sich folgende Stuhlzäpfchen: Extr. belladonn. 0.02, Papaverin. mur. 0.05, Butyr. Cacao q. s. ut fiant tal. dos. supposit. No. X; S. zweimal täglich ein Stück einführen. Auch Pyramidon, namentlich Veramon lindert die Beschwerden. Bei terminaler Hämaturie bewährt sich die alte Verschreibung: Liq. ferr. sesquichlorat. 1.0 bis 2.0, Decoct. semin. lin. e 15.0 ad 150.0, Syrup. Altheae 30.0; S. zweistündlich 1 Eßlöffel.

Wenn die akuten Erscheinungen abgeklungen sind und die zweite Urinportion klar wird, kann mit der Behandlung der vorderen Harnröhre vorsichtig begonnen werden. Zunächst sollen ganz milde Mittel eingespritzt werden: Zinc. sulfur., Alumin. crud., Acid. carbol. āā 0.5, Aq. dest. ad 200.0. Erst wenn diese vertragen werden, kann man zunächst urethrale, später dann urethrovesikale Spülungen nach Janet mit Kalium hypermanganicum 1 : 6000 vornehmen.

Tritt eine akute Epididymitis auf, so muß mit jeder Behandlung der Harnröhre ausgesetzt werden. Die Behandlung der Nebenhodenentzündung besteht zunächst in völliger Ruhigstellung des erkrankten Organs. Der Kranke muß das Bett hüten. Die Ruhigstellung der Nebenhoden erfolgt bei Tag so, daß der Hodensack auf eine über die Oberschenkel gespannte Kompresse gelegt wird. Zu Anfang sind nur antiphlogistische Maßnahmen zu ergreifen. Wir verordnen feuchtwarme Umschläge mit zehnfach verdünnter essigsaurer Tonerde oder zehnfach verdünnter Aqua Goulardi. Auch die Salzwedelschen Alkoholumschläge werden gern gegeben. Sehr zu empfehlen sind die Resorcin-Alkoholumschläge nach Schäffer: Resorcin. 4.0, Spirit. vin. 40% ad 200.0. Es muß davor gewarnt werden, bei Epididymitis Eisumschläge zu geben, da es bei der dünnen und fettarmen Haut des Hodensackes leicht zu Erfrierungsnekrosen kommen kann. Wenn Wärme nicht vertragen wird, kann man einen Versuch mit kalten Kompressen vornehmen. Gut bewährt sich im allgemeinen die Kombination von feuchten Umschlägen mit dem Thermophor, wobei darauf zu achten ist, daß der elektrische Thermophor keine Verbrennung hervorruft (durch Bedecken mit Tüchern). Bei starken Schmerzen, namentlich bei stärkerer Beteiligung des Samenstranges wird die Verabfolgung strahlender Wärme (Lichtbad, Profunduslampe) ½ bis 1 Stunde ein- bis zweimal täglich sehr angenehm empfunden. Für die Nacht wird die Behandlung mit Thermophor, feuchtwarmen Umschlägen u. dgl. naturgemäß entfallen; es eignet sich ein Salbenverband mit 10 bis 25% Ichthyolvaselin. Darüber kommt eine dicke Schicht Watte. Hierauf wird ein gut sitzendes, die Hoden hebendes Suspensorium (nach Horand) angelegt. Innerlich geben wir die früher erwähnten Teearten und die desinfizierenden Medikamente Salol, Urotropin in Kombination mit Papaverin oder Pyramidon. Bei starken Schmerzen bewährt sich das Veramon.

Sind die ersten stürmischen Erscheinungen der Nebenhodenentzündung zurückgegangen, so wird die aktive Immunisierung mittels einer Vakzine durchgeführt. Doch soll die Vakzine frisch sein, da die im Handel käuflichen Präparate mehr oder weniger einem Altern unterliegen und mit der Zeit gänzlich unwirksam werden. Wichtig ist die Frage, ob die Vakzine während des Fiebers gegeben werden soll. Die meisten Autoren neigen heute der Ansicht zu, möglichst frühzeitig mit der Immunbehandlung zu beginnen. Kann der Kranke aufstehen, so muß er ständig ein gut sitzendes Suspensorium tragen. Um die Resorption der Infiltrate zu beschleunigen, verordnet man nach Isacson eine Kombination von Salizylsäure und Jod: Natr. salicyl., Natr. jodat. āā 10.0, Aqu. dest. ad 200.0; S. drei- bis viermal täglich 1 Eßlöffel durch 2 bis 3 Wochen. Lokal werden für diesen Zweck Einpinselungen mit jodhaltigen Flüssigkeiten oder Jodsalben, die auch nach Abklingen der akuten Erscheinungen längere Zeit hindurch fortgesetzt werden sollen, empfohlen. Wir verordnen das Jodvasogen, Ichthyolvasogen oder das Jodipin oder folgende Salbe: Jod. pur. 0.3, Kal. jodat. 3.0, Lanolin. 10.0, Vaselin. ad 30.0. Bei Mazeration der Skrotalhaut eignet sich Extr. belladonn. 0.5, Empl. diachylon (recent. parat.) ad 50.0. Auch die Jod-Bleisalbe: Plumb. jod. 1.0, Vaselin., Lanolin. āā ad 10.0 wird empfohlen. Eine nicht färbende Salbe geben Buschke und Langer an: Acid. salicyl. 3.0, Ol. ricin. 5.0, Ung. diachyl. ad 30.0. Ebenso verfärbt die Salbe „Jodex" weder Haut noch Wäsche. Zur Beseitigung von Narben kann man Fibrolysineinspritzungen versuchen.

Bei der akuten Form der Prostatitis, Cowperitis und Spermatocystitis hat jede Lokaltherapie der Harnröhre zu unterbleiben. Wir werden die als interne Antigonorrhoika bezeichneten Mittel geben und sie, um eine Ruhigstellung der erkrankten Organe zu bewirken, mit Atropin, Papaverin oder Pyramidon kombinieren. Sehr empfehlenswert sind Papavydrin-Zäpfchen. Bei übermäßig starker Sekretion werden wir ätherische Öle, namentlich das Ol. santali oder dessen Ersatzpräparate Gonosan, Santyl u. ä. geben. Ist Fieber vorhanden, so lassen wir den Kranken das Bett hüten. Gegen die lästigen Pollutionen und Erregungszustände der Genitalsphäre eignen sich die Sedativa, wie Brom, Adalin usw. und die Präparate der Kamphergruppe, vor allem der Monobromkampher, namentlich in Kombination mit Lupulin und Bromnatrium. Sehr angenehm werden lauwarme Sitzbäder zu 28 bis 32° C (ein- bis zweimal täglich) empfunden. Daß namentlich bei Prostatitis und Spermatocystitis auf Regelung des Stuhles zu achten ist, muß nicht erst betont werden.

Sind die hyperämischen Erscheinungen der Vorsteherdrüse und Samenbläschenentzündung einigermaßen zurückgegangen, so werden wir versuchen, vom Mastdarm aus auf diese Organe einzuwirken. Die Applikation von Wärme kann durch Auflegen von Wärmekissen auf den Damm oder mit Hilfe des Arzbergerschen Apparates erfolgen: Ein kurzes, birnenförmiges Instrument aus Metall, das mit einem Zu- und Ablauf versehen ist, wird, gut eingefettet, bei Seitenlage des Kranken in das Rektum eingeführt. Durch Zuführen warmen

Wassers mittels Irrigators (2 bis 3 Liter Wasser von 35 bis 40° C) kann die Wärmeapplikation durch längere Zeit erfolgen. Ist die parenchymatöse Prostatitis noch im ersten Stadium, so kann durch Zuführen von Kälte (kaltes Wasser, Eiswasser mittels Arzberger) das Fortschreiten des Prozesses aufgehalten werden. Tritt aber bei dieser Behandlung Steigerung der Schmerzen, Vermehrung des Harndranges, Zunahme der Schwellung ein, so kann dies entweder durch mechanische Irritation infolge Einführens des Instrumentes entstanden sein oder der Kranke verträgt die Kälte nicht. Man unterbricht dann dieses Verfahren und verordnet nur warme Sitzbäder. Mitunter erweist sich lokale Blutentziehung durch Blutegel wirksam. Entwickelt sich ein Abszeß, dann soll mit seiner Eröffnung nicht allzu lange gewartet werden.

Die medikamentöse Behandlung der Prostatitis beruht darauf, daß wir in Form von Stuhlzäpfchen die Resorbentia Jod, Ichthyol, Quecksilber und Narkotika, Opiate, Belladonna usw. rektal einführen; z. B.: Jod. pur. 0.01, Kal. jodat. 0.1, Pantopon 0.02 (Extr. belladonn. 0.02), Butyr. Cacao q. s. ut fiant tal. dos. supposit. No. X; S. 2 bis 3 Zäpfchen täglich einführen. Oder Ichthyol 0.3, Pyramidon 0.1, Butyr. Cacao q. s. ut fiant tal. dos. supp. No. X oder Ung. ciner. 0.3, Extr. belladonn. 0.02, Butyr. Cacao q. s. ut fiant tal. dos. supp. No. X. An Stelle der Zäpfchen können auch Mikroklysmen gegeben werden: Jodipin 25% 30.0, Ol. olivar. 60.0; S. täglich werden 10 ccm mittels einer kleinen Spritze (Oidtmannspritze) ins Rektum eingeführt. Jod eignet sich bei Induration und Infiltration der Adnexe. Um die reizende Wirkung des Jods auf die Rektalschleimhaut herabzusetzen, soll man den Jodsuppositorien Natr. bromat. (0.2 bis 0.5 pro dosi) oder Opiate (Opii pur. 0.01, Pantopon 0.02, Extr. opii 0.01) zusetzen.

Während die Vakzinebehandlung der Epididymitis ausgezeichnete Resultate liefert, ist die Immunbehandlung der Prostatitis und Spermatocystitis nicht so aussichtsreich. Sie soll aber auf alle Fälle herangezogen werden und wenn die Behandlung mit der aktiven Immunisierung keine Fortschritte macht, soll zur unspezifischen Behandlung (Milch, Aolan, Terpentin) gegriffen werden. Durch die Proteinkörpertherapie wird eine nicht zu unterschätzende Intensivierung der Behandlung erreicht. Wenn es auch im großen und ganzen keinen wesentlichen Unterschied ausmacht, welches Präparat verwendet wird, so scheint die intramuskuläre Einspritzung von 5 bis 10 ccm Aolan (zwei- bis dreimal in viertägigen Intervallen) am zweckentsprechendsten zu sein.

Durch die Untersuchungen von Picker und seinen Schülern wurden für die so wichtige Massage der Prostata und Samenblasen neue Indikationen geschaffen. Die Massage dieser beiden Organe spielt für die Behandlung eine bedeutungsvolle Rolle. Sie dient nicht allein dazu, um den zurückgehaltenen Inhalt von Prostata und Samenblase zu entfernen, sondern auch um den periprostatischen Venenplexus und die Lymphgefäße der hinteren Wand der Prostata zu einer regeren Tätigkeit zu veranlassen, wodurch eine Aufsaugung von Entzündungsprodukten angeregt wird. Ferner bessert sie die peristaltische Funktion der massierten Adnexe, indem sie durch den mechanischen Reiz die glatten Muskelringe, die jedes Drüsenläppchen umgeben, zur Kontraktion bringt, wodurch die Acini physiologisch entleert werden, und fördert ferner die Lösung von bindegewebigen Adhäsionen mit der Umgebung.

Wann und wie soll massiert werden?

Wie jeder andere ärztliche Eingriff hat auch die Prostata- und Samenblasenmassage ihre Anzeigen und Gegenanzeigen, die eingehalten werden müssen, wenn nicht dieser so wertvolle Eingriff schaden soll statt Nutzen zu stiften.

1. Absolute Kontraindikationen: Die Massage darf nicht ausgeführt werden, wenn das betreffende Organ akut entzündlich erkrankt ist. Ferner darf bei einer akuten Urethritis posterior nicht massiert werden, da die Gefahr einer Verschleppung (Epididymitis!) zu groß ist. Eine bestehende Epididymitis ist ebenfalls eine Gegenanzeige, ebenso Fieber, Gelenkserkrankungen und Blutungen aus der Harnröhre. Kommt es während der Massage zu einer Abszeßbildung, so muß diese Therapie abgebrochen werden. Eine weitere Gegenanzeige sind entzündete Hämorrhoidalknoten, sowie akute Entzündungen der Mastdarmschleimhaut.

2. Relative Kontraindikationen. Bei Sexualneurasthenikern werden wir recht vorsichtig die Massage durchführen, ebenso bei schwächlichen und tuberkulösen Individuen.

3. Indikationen, die Massage durchzuführen, sind die subakuten und chronischen Fälle von Prostatitis und Spermatocystitis.

Übersichtlich ergibt sich für die Prostatamassage folgendes Indikationsschema:

1. Absolute Kontraindikationen.
   a) Lokale Erkrankungen.
      1. Akute Entzündungen der Prostata und Samenblasen.
      2. Abszeßbildungen dieser Organe.
   b) Fernsymptome.

1. Von seiten der Gonorrhoe.
   α) Fieber.
   β) Arthritis.
   γ) Epididymitis.
   δ) Urethritis posterior acuta.
2. Von seiten der Nachbargebilde.
   α) Entzündete Hämorrhoiden.
   β) Entzündungen der Rektalschleimhaut.

2. Relative Kontraindikationen.
   Sexualneurasthenie.
   Tuberkulose.

3. Indikationen.
   Subakute und chronische Prostatitis und Spermatocystitis.

Die Untersuchungen von Picker haben uns gezeigt, wie man sachgemäß massieren soll und welche Erfolge durch diese mechanische Therapie herbeigeführt werden können. Als wichtigstes Prinzip hat zu gelten: Zart massieren! Der Zweck der Massage beruht nicht darauf, die Infiltrate und die entzündeten Drüsen mechanisch auszupressen. Der Kranke darf bei der Massage nie Schmerzen empfinden. Anfangs soll man besonders vorsichtig sein. Erst bei guter Verträglichkeit kann stärker massiert werden, doch nie so stark, um beispielsweise eine Blutung zu erzeugen. Die Massage soll nur durch den ins Rektum eingeführten Zeigefinger, der kleine kreisende Bewegungen macht, durchgeführt werden, wobei die Hand ganz ruhig bleiben muß. Die Bewegungen steigen von der Spitze des Prostatalappens zur Basis ab. Bei der Samenblase muß das Organ von der Kuppe gegen den Ausführungsgang ausgestrichen werden. Die Massage der Cowperschen Drüsen erfolgt durch kreisende Bewegungen des Fingers. Die Massage wird zwei- bis dreimal wöchentlich vorgenommen. Anfangs streicht man nur einige Male das Organ aus und dehnt diese Prozedur auf höchstens drei Minuten aus. Am zweckmäßigsten wird die Massage nach der Methode von Picker (siehe S. 12) vorgenommen, und zwar eignet sich ganz besonders für die Behandlung der Samenblasen die Vornahme der Massage bei gefüllter Harnblase. Bei der Vorsteherdrüse ist darauf zu achten, daß man auch die Randpartien dieses Organes mit in die Massage einbezieht. Als Grundbedingung sei nochmals hervorgehoben, daß zu langes und zu rohes Massieren unbedingt zu vermeiden ist.

Es erweist sich als recht zweckmäßig, nach der Massage eine Spülung mit Kalium hypermanganicum oder mit Albargin vorzunehmen. Der Erfolg der Behandlung ist zunächst dadurch gekennzeichnet, daß das Ödem, welches die Prostata und die Samenblasen überlagert, verschwindet und die Drüsen deutlich tastbarer werden. Bald hören auch die subjektiven Beschwerden auf, und zwar zunächst die Fernsymptome, dann erst die Empfindlichkeit der Infiltrate (Oswald Schwarz). In diesem Zeitpunkte darf natürlich die Behandlung nicht unterbrochen werden.

Die mechanische Therapie ist durch 2 bis 3 Monate fortzusetzen, doch darf die Massage nicht unendlich lange durchgeführt werden, weil einerseits eine Verschlimmerung des Leidens eintreten kann, anderseits Kranke dadurch zu Sexualneurasthenikern erzogen werden können. Wegen der durch allzu häufige und prolongierte Massage hervorgerufenen Reizungszustände des Anus und des Rektums ist es angezeigt, während der Behandlung Ruhepausen einzuschalten.

In manchen Fällen von subakuter und chronischer Prostatitis erweist sich die Behandlung mit Diathermie als erfolgreich. Eine Elektrode wird ins Rektum eingeführt, die zweite auf den Bauch gelegt. Die Stromstärke beträgt 0.3 bis 0.5 Ampère durch 30 bis 40 Minuten, je 5 bis 15 Sitzungen.

V. Die chronische Gonorrhoe der Harnröhre und ihrer Adnexe, sowie ihre Behandlung.

Während bei der akuten Gonorrhoe die stürmischen Erscheinungen im Vordergrund stehen, die Diagnose durch den mikroskopischen Befund und durch relativ einfache Untersuchungsmethoden leicht zu stellen ist, sind bei der chronischen Gonorrhoe die Erscheinungen oft so gering, daß sie leicht vom Kranken übersehen werden können, die Symptome so geringfügig und manchmal so vieldeutig, daß die Diagnosenstellung bisweilen mit großen Schwierigkeiten verbunden ist; namentlich ist die ätiologische Diagnose und dadurch die Abgrenzung von einem postgonorrhoischen oder unspezifischen Katarrh häufig sehr schwer zu stellen. Vor allem sei festgestellt, daß als chronische Gonorrhoe nur jene Erscheinungen zu bezeichnen sind, bei denen die Anwesenheit von Gonokokken festgestellt wurde. Bezügliche Diagnosestellung sei auf das auf S. 2 Gesagte verwiesen.

Das Krankheitsbild „chronische Gonorrhoe" ist nicht so sehr ein zeitliches als durch die pathologisch-anatomischen Veränderungen bedingt aufzufassen. Allgemein gesprochen bezeichnen wir als chronisch diejenigen Veränderungen, welche dadurch entstehen, daß aus der kleinzelligen Infiltration, welche während des akuten Stadiums die Schleimhaut herdförmig befällt, Bindegewebsfasern entstehen. Dementsprechend ändern sich auch die subjektiven und objektiven Krankheitserscheinungen. Diese Änderung kann schon gegen Ende des zweiten Krankenmonates auftreten, kann aber auch wesentlich später zur Geltung kommen. Der genaue Zeitpunkt, wann eine Urethritis chronisch wird, kann nicht angegeben werden, da die bindegewebige Umwandlung nicht gleichzeitig in der ganzen Ausdehnung der Harnröhre auftritt, sondern zunächst nur an einigen Stellen beginnt und sich dann langsam über die ganze Urethralschleimhaut ausbreitet.

Auf jeden Fall entsteht eine chronische Urethritis immer aus einer akuten oder subakuten Harnröhrenentzündung, bei der das muköse Endstadium nicht in Heilung übergetreten ist, bei der es nicht zu einer Restitutio ad integrum gekommen ist. Die Gonokokken setzen sich in den Schlupfwinkeln der Harnröhre, namentlich in den Drüsen fest und verlieren an Virulenz. Immerhin genügt ihre Anwesenheit, um durch dauernde kleine Reize Wucherungsvorgänge in der Schleimhaut zu veranlassen. Das durchsichtige Epithel der Schleimhaut wird durch verhornte Plattenepithelzellen ersetzt, die als kleine weißliche Flecke auf der Epitheloberfläche erscheinen und als Pachydermien bezeichnet werden. Wenn sich diese Pachydermien abschilfern, so entstehen kleine Erosionen. Größere Substanzverluste kommen kaum vor.

Wir haben somit bei der chronischen Gonorrhoe zwei pathologisch-anatomisch charakteristische Stadien zu unterscheiden, die wir auch klinisch durch die Sondenuntersuchung feststellen können. Das erste Stadium, das durch Infiltration und Metaplasie des Zylinderepithels in verhornendes Plattenepithel charakterisiert ist und Verengerung hervorruft, die man als „weite Strikturen“ oder als „weiches Infiltrat“ bezeichnet, und das zweite Stadium, in welchem die kleinzellige Infiltration mehr und mehr in fibrilläres Bindegwebe übergeht und die man „harte Infiltrate“ benennt, aus denen durch Schrumpfung dieses fibrillären Bindegewebes die eigentlichen Strikturen mit der Tendenz zu stets zunehmender Verengerung entstehen.

Die Änderung des pathologisch-anatomischen Bildes geht mit Änderungen der klinischen Erscheinungen Hand in Hand. Der Ausfluß wird geringer. Oft versiegt er ganz und nur Filamente im Harne verraten die Anwesenheit von entzündlichen Erscheinungen chronischer Natur in der Harnröhre. Die Menge und die Beschaffenheit des Sekretes hängt von der Ausdehnung der Veränderungen ab. Es wird tagsüber geringer sein, frühmorgens beträchtlicher werden (Morgentropfen). Mitunter ist das Sekret derart gering, daß es nur die Lippen des Orificiums verklebt. Mikroskopisch findet man reichlich Schleim, große Pflasterepithelzellen, hyaline, ferner fettig degenerierte Zellen und Leukozyten in wechselnder Menge. Was die Mikroorganismen anlangt, so können Gonokokken vorhanden sein. Ihrem Fehlen kommt keine entscheidende Wichtigkeit zu. Auch wenn trotz sorgfältiger und mehrmals wiederholter Untersuchung Gonokokken nicht festgestellt werden konnten, ist die Schlußfolgerung, die Krankheit habe ihren ansteckenden Charakter verloren, nicht berechtigt.

Die subjektiven Beschwerden, über welche die Kranken berichten, sind in ihrer Intensität außerordentlich schwankend. Es muß als charakteristisch für die chronische Gonorrhoe hervorgehoben werden, daß diese Erkrankung weniger Organsymptome als Fernsymptome macht. Besteht beispielsweise eine beginnende Striktur im mittleren Drittel der Harnröhre, so klagt der Patient nicht über Schmerzen daselbst, sondern nur über unangenehme Sensationen in der Fossa navicularis. Bei einer chronischen Prostatitis belästigen den Kranken nicht so sehr die Erscheinungen der erkrankten Vorsteherdrüse als die Kreuzschmerzen und die Schmerzen im After. Es wurde schon bei der Besprechung der Massage darauf hingewiesen, daß bei beginnender Heilung gerade diese Fernsymptome zunächst schwinden, während der objektive Lokalbefund noch längere Zeit hindurch feststellbar ist.

Die Urethritis gonorrhoica chronica anterior macht keine schmerzhaften Empfindungen in der Harnröhre, sondern nur ein leichtes Kitzelgefühl, das auch nicht immer, sondern nur gelegentlich und auch dann oft erst nach gewissen Reizungen (Genuß von alkoholischen und kohlensäurehaltigen Getränken) auftritt. In akuten Fällen kommt nach langer Urinpause ein mehr seröser, grauer bis grauweißer Tropfen aus der Harnröhre heraus. Bei der Zweigläserprobe enthält der erste Urin kurze Flocken und Fäden, während der zweite ganz klar ist. Sind im Harn kleine eitrige Klümpchen zu sehen, so spricht dies für eine Mitbeteiligung der Follikel und Drüsen. Die genaue Lokalisation bezüglich Tiefe und Ausbreitung der Erkrankung läßt sich nur mittels Sonden, Dehninstrumenten und Endoskopie feststellen.

Die subjektiven Symptome der Urethritis gonorrhoica

chronica posterior sind auch geringgradig. Die Kranken berichten über häufigeren Harndrang, namentlich während und nach der Defäkation, über unangenehme Erscheinungen im Perineum, Kitzeln im After und stechende Schmerzen während der Ejakulation. Diese Erscheinungen sprechen dafür, daß die Erkrankung bis zum Caput gallinaginis reicht und daß die Drüsengänge der Prostata miterkrankt sind. Bei rektaler Untersuchung erweist sich die Prostata als druckempfindlich, es entleert sich ein schleimiger Tropfen, der mikroskopisch Epithelzellen, Corpora amylacea, Eiterkörperchen und manchmal vielleicht auch Gonokokken enthält. Weiters klagen die Kranken über sexualneurasthenische Beschwerden, Pollutionen, Spermatorrhoe und nervöse Impotenz. Auch bei der Urethritis chronica posterior muß zur Diagnosestellung mittels Sonden genau untersucht werden, da die Urinproben allein kaum ein eindeutiges Resultat zu geben imstande sind. Zu bemerken wäre, daß namentlich sexualneurasthenische Beschwerden nicht nur durch eine chronische Gonorrhoe bedingt sein können, sondern daß auch nicht gonorrhoische Katarrhe der hinteren Harnröhrenschleimhaut oder Polypen dieselben subjektiven Symptome wie eine Gonorrhoe verursachen.

Die chronische Cowperitis ist deshalb von Wichtigkeit, weil sie oft die Ursache für die chronische Gonorrhoe abgibt. Es sollen daher bei jedem Falle von Urethritis chronica die Cowperschen Drüsen nach Picker oder mit der Perutzschen Pilokarpinprobe untersucht werden. Die subjektiven Symptome sind recht gering und bestehen vornehmlich in unangenehmen Empfindungen in der Perinealgegend und im Mastdarm. Objektiv findet man meistens einseitig bei der Palpation durch den Mastdarm ein kleines, druckempfindliches Knötchen von Linsen- oder Erbsengröße.

Von besonderer Wichtigkeit ist die chronische Prostatitis. Gerade die chronische Gonorrhoe der Prostata ist Ursache der häufigen Rückfälle einer Gonorrhoe. Die subjektiven Beschwerden sind verschieden. Entweder sind sie wie bei den übrigen chronisch-gonorrhoischen Prozessen der Harnröhre kaum ausgeprägt, ein Verklebtsein des Orificiums, Filamente im Harn, ein Morgentropfen, Sensationen leichten Grades in der Perineal- und Analgegend; oder aber sie sind so stark, daß sie den Kranken quälen, er über Harndrang, über ein brennendes Gefühl bei der Miktion, über stechende Schmerzen bei der Ejakulation klagt. In manchen Fällen besteht ein hartnäckiger Pruritus ani, der keiner Salbentherapie weicht, aber nach erfolgreicher Behandlung der chronischen Prostatitis schwindet.

Auch bei der chronischen Prostatitis sehen wir, daß die Fernsymptome das Krankheitsbild beherrschen, während die Lokalerscheinungen geringgradiger Natur sind. Ferner findet man als fast regelmäßiges Symptom eine „sexuelle Neurasthenie", eine funktionelle Impotenz mitunter vergesellschaftet mit gesteigerter Libido, nach Wälsch „ein Mißverhältnis zwischen Wollen und Können". Ein weiteres Symptom, das früher als für die chronische Prostatitis ganz besonders charakteristisch gehalten wurde, ist die Miktions- und Defäkationsprostatorrhoe, die beide in der leichten Erregbarkeit der erkrankten Vorsteherdrüse ihre Ursache haben. So genügt das Vorüberstreichen der Kotmassen, um bei der Defäkation die Prostata zu Kontraktionen anzuregen. Das Ausdrücken des Harnes am Schlusse des Miktionsaktes genügt, um die Muskelaktion der Prostata zu reizen. Recht häufig beobachtet man bei der chronischen Prostatitis eine Phosphaturie (siehe S. 41) und eine Bakteriurie.

Bei vielen Patienten beobachtet man Miktionsbeschwerden, die allerlei Erscheinungen von Schmerzen beim Urinieren, Krampfzuständen bis zur vorübergehenden und kompletten Harnverhaltung machen können. Der Sphinkterkrampf kann die Erscheinungen einer Striktur vortäuschen, zumal die Kranken unter Schmerzen ihren Harn in dünnem Strahl entleeren. Gerade das wechselnde Bild, das bei diesen Kranken beobachtet wird — normales Urinieren bis zu einem regelrechten Harnträufeln — spricht immer gegen eine Striktur und für eine chronische Prostatitis. Bei der Rektaluntersuchung findet man die Prostata mäßig vergrößert und leicht schmerzhaft, wobei gewöhnlich nur der eine Lappen geschwollen oder das ganze Organ höckerig und uneben ist. Bei anderen Fällen ist der palpatorische Befund ganz negativ.

Das Wichtigste zur Feststellung der Diagnose ist die Prostatasekretuntersuchung. Dabei ist das Hauptgewicht nicht auf Fehlen oder Vorhandensein von Gonokokken zu legen, sondern auf das gesamte Prostatasekretbild. Wichtig ist die Feststellung zahlreicher Leukozyten — vereinzelte Eiterkörperchen sind auch im normalen Exprimat enthalten — und Prostataepithelien, sowie von Lezithinkörpern. Je größer die Menge der Leukozyten im Sekrete ist, um so kleiner ist die Anzahl der Lezithinkörperchen. Geht der entzündliche Prozeß zurück oder heilt er aus, so erscheinen die Lezithinkörper in demselben Verhältnis, in welchem die Leukozyten verschwinden. (Buschke und Langer.)

Von ebensolcher Wichtigkeit wie die chronische Prostatitis ist die chronische Spermatocystitis. Die Erscheinungen, die die Samenbläschen machen, sind nicht eindeutig. Wir finden ähnliche Beschwerden wie bei der Urethritis chronica totalis oder wie bei der chronischen Prostatitis, nur stehen die sexualneurasthenischen Symptome noch mehr im Vordergrunde der Erscheinungen, ganz besonders die Spermatorrhoe. Die Diagnose hat sowohl durch Palpation nach Picker als auch durch die mikroskopische Untersuchung des Samenblasenexprimates zu erfolgen.

Da die Diagnose „chronische Gonorrhoe“ schwer zu stellen ist, sollen diejenigen Verfahren herangezogen werden, die unter dem Namen „biologische Methoden“ subsumiert werden, die, wenn auch nicht immer unbedingt eindeutig, nicht immer bei Vorhandensein einer Gonorrhoe positiv, es dennoch erlauben, die Indizienkette um ein Glied zu vermehren.

Zunächst ist eine diagnostische Vakzineinjektion vorzunehmen. Es kommen hier drei Applikationsverfahren in Betracht. Nach intramuskulärer Einspritzung einer größeren Menge abgetöteter Gonokokken (z. B. 100 bis 200 Millionen Keime) kann eine Temperatursteigerung erfolgen, welche das Vorhandensein von Gonokokken anzeigt. — Die intravenöse Einspritzung (10 bis 20 Millionen Keime) bewirkt eine Temperaturzunahme um 1 bis 1.5°. Oft kann man eine sogenannte Doppelzacke finden, der ganz besonders charakteristische Bedeutung zukommen soll: Die Temperatur steigt auf 38° an, fällt hierauf auf unter 37°, um nach kurzer Zeit wieder auf 38° zu steigen. Ferner beobachtet man eine ausgesprochene Herdreaktion am erkrankten Organe selbst: Vermehrten, bisweilen Gonokokken führenden Ausfluß, Schwellung und Schmerzen des erkrankten Organes. — Bei der dritten Applikationsart, der intrakutanen, spritzt man 100 bis 200 Millionen Keime in die Haut des Oberarmes ein und findet nach 24 Stunden bei Erkrankten eine deutliche Rötung und Schwellung der Injektionsstelle. Fieber tritt bei dieser Injektionsart nur selten auf. Oft beobachtet man die früher beschriebenen Herdreaktionen am erkrankten Organ.

Ein anderes Verfahren, das namentlich für die Diagnose der Prostatitis und Spermatocystitis chronica herangezogen werden sollte, ist die Spermakultur (siehe S. 96). Die Jadassohnsche Schule in Breslau mißt diesem Verfahren eine besondere Bedeutung bei.

In neuerer Zeit wurde der von R. Müller und M. Oppenheim angegebenen Komplementbindungsreaktion große Beachtung geschenkt. Das Blut des Kranken wird ähnlich wie für die Seroreaktion der Syphilis entnommen und einem Laboratorium zur Durchführung der Komplementbindungsreaktion der Gonorrhoe geschickt. Dieses Verfahren eignet sich ganz besonders für die Diagnose chronischer Gonorrhoeformen, da bei ausgeheilter unkomplizierter Gonorrhoe eine positive Komplementbindungsreaktion nur ganz ausnahmsweise angetroffen wird. Allerdings muß betont werden, daß der negative Ausfall der Komplementbindungsreaktion keine Gewähr für eine Ausheilung der Gonorrhoe bietet.

Die Prognose der chronischen Gonorrhoe ist quoad sanationem nicht immer gut zu stellen. Wir erreichen zwar in der großen Mehrzahl der Fälle durch unsere therapeutischen Maßnahmen eine Heilung. Immerhin bleiben einige Fälle zurück, die therapierefraktär sind. Am günstigsten ist die Urethritis chronica anterior. Komplikationen, wie sie bei der Behandlung der Urethritis posterior zu befürchten sind, treten nicht ein. Aber auch bei der Urethritis anterior können hochgradige Strikturen das Ende des Prozesses ungünstig beeinflussen. Über die Behandlungsdauer läßt sich a priori nichts Bestimmtes sagen. Im allgemeinen heilen rezentere Fälle rascher aus als alte.

Bei der Behandlung der chronischen Gonorrhoe werden wir zunächst eine genaue Feststellung der Lokalisation vornehmen. Liegt eine akutere Form der chronischen Gonorrhoe mit stärkerem gonokokkenhaltigem Ausfluß vor, so werden wir wie bei der akuten oder subakuten Gonorrhoe vorgehen, d. h. wir werden die Spritztherapie mit der Janetschen Spülbehandlung kombinieren, nur werden wir entweder die Silberdesinfizientien gleich zu Beginn in höheren Konzentrationen geben oder gleich mit den Silberadstringentien anfangen. Wir werden auf diese Weise versuchen, namentlich wenn es sich um eine vordere oder hintere Harnröhrengonorrhoe ohne Mitbeteiligung der Adnexe handelt, der Gonorrhoe Herr zu werden. Bei den Spülungen werden wir auch, wenn die Harnuntersuchung keine Mitbeteiligung der hinteren Harnröhre ergibt, zweckmäßig urethrovesicale Spülungen vornehmen.

Wenn nach 2 bis 3 Wochen die Gonokokken nicht geschwunden sein sollten, so eignen sich die Instillationen nach Guyon oder Ultzmann, die man mit den Silbersalzen in höherer Konzentration (siehe S. 71) vornimmt. Mit Hilfe von Instrumenten führen wir tropfenweise geringe Mengen von Silberlösungen insbesondere auf den Blasenhals und in den Bulbus, die erfahrungsgemäß der hauptsächlichste Sitz chronisch-gonorrhoischer Prozesse sind, ein. Die Instillationen (tiefe Injektionen) werden jeden zweiten bis dritten

Tag vorgenommen, um später in noch größeren Intervallen gegeben zu werden. Manche Autoren empfehlen in sehr hartnäckigen Fällen auch bei nicht bestehender Prostatitis, eine Massage der Vorsteherdrüse und der Samenbläschen vor der Instillation vorzunehmen. Diese hier beschriebenen Maßnahmen eignen sich mehr für diffuse oberflächliche Prozesse der Schleimhaut.

Sind die Erscheinungen tiefer gelegen, haben wir es mit Infiltrationen oder Strikturen zu tun, so wird dieses Verfahren kaum zum gewünschten Erfolg führen. Für diese Krankheitszustände eignet sich die instrumentelle Behandlung mittels Sonden. Die Dehnungstherapie bezweckt nicht nur eine Erweiterung der verengten Harnröhre, sondern sie veranlaßt eine Hyperämie und dadurch eine Reaktivität der Infiltrate, wodurch Granulations- und junges Bindegewebe zur Resorption gebracht werden. Die Dehnung wird entweder durch Sonden oder durch Dilatatoren (nach Kollmann) vorgenommen. Die Dehnungsbehandlung ist für die chronische Gonorrhoe die Therapie der Wahl und ist zur Erweichung von Infiltraten unentbehrlich.

Auch bei der chronischen Gonorrhoe ist es zweckmäßig, bevor man zur instrumentellen Behandlung greift, die Gonokokken zu beseitigen. Janet empfiehlt zu diesem Zwecke Spülungen mit Kalium hypermanganicum, die so heiß gegeben werden sollen, als der Patient sie eben noch verträgt, und zwar soll die Lösung um so wärmer sein, je länger die Urethritis besteht. Janet empfiehlt, Lösungen von 40 bis 60° C zu verwenden. Die Spülungen sollen sich nicht auf die vordere Harnröhre beschränken, sondern es soll die ganze Harnröhre durchgespült werden. Statt des Kaliumpermanganats kann man Silberadstringentia verwenden. Mitunter wirkt Jodtinktur-Wasser (30 bis 40 Tropfen Jodtinktur auf ein Liter heißen Wassers) sehr günstig.

Ist der Ausfluß versiegt, so soll eine Untersuchung mit der Knopfsonde und mit dem Endoskop vorgenommen werden. Diese kann natürlich auch gleich vorgenommen werden, wenn der Patient mit einer chronischen Gonorrhoe, die keine stärkeren Erscheinungen auslöst, zum Arzte kommt. Finden wir follikuläre Prozesse, so werden wir die Harnröhre auf der eingeführten Knopfsonde massieren und nachher eine Janetsche Spülung vornehmen. Sind weiche Infiltrate vorhanden, dann kommt das Sondenverfahren in Betracht. Über deren Technik sei auf die entsprechenden Bücher verwiesen. Es sei hier nur darauf aufmerksam gemacht, daß es recht zweckmäßig ist, um der Entstehung einer Cystitis vorzubeugen, eines der innerlichen Harndesinfizientia (Urotropin, Hexal, Cystopurin, Borovertin usw.) zu verordnen. Die Dehnung kann auch mit dem Kollmannschen Dilatator vorgenommen werden, einem Instrument, das aus vier Branchen besteht, die sich durch eine Schraube erweitern. Zur Behandlung der Urethritis chronica posterior kommen die Béninqué-Sonden in Betracht. Oft erzielt man sehr gute Resultate mit der elektrischen Heizsonde von G. A. Rost. Daß für die Urethritis posterior die Janetschen Spülungen herangezogen werden sollen, braucht nicht erst betont zu werden.

Für die Behandlung der chronischen Prostatitis ist die sachgemäß durchgeführte Massage der Prostata die Therapie der Wahl. Wohl können durch Medikamente, wie Jod oder Ichthyol, die rektal als Zäpfchen eingeführt werden, gewisse Erscheinungen etwas gebessert werden, wohl können durch Instillationen vereinzelte Beschwerden beseitigt werden; das Um und Auf der Behandlung der chronischen Prostatitis ist die mechanische Therapie. Im allgemeinen hat die Behandlung der chronischen Prostatitis so zu erfolgen, daß die Therapie durch 2 bis 3 Monate durchgeführt wird, dann nach einer drei- bis viermonatlichen Pause eine neuerliche Untersuchung erfolgt und nach erfolgter Provokation festgestellt wird, ob noch Anhaltspunkte für das Bestehen eines Krankheitsprozesses vorliegen. Bei der Behandlung der Vorsteherdrüse darf aber nicht auf die gleichzeitige Therapie der hinteren Harnröhre vergessen werden, da von ihr aus häufig Rezidive erfolgen können. Wir haben langsam steigende Dilatationen vorzunehmen bei gleichzeitiger Spülung der hinteren Harnröhre. Bei Neigung zu Epididymitiden soll man mit der Massage besonders vorsichtig sein; sie muß dann äußerst schonend vorgenommen werden.

Auch für die chronische Spermatocystitis und Cowperitis ist die Massage dieser Organe der wichtigste Teil der Behandlung.

VI. Abortivbehandlung und Feststellung der Heilung.

Die Aussichten, eine Gonorrhoe zu heilen, sind um so größer, je früher die systematische Therapie einsetzt. Es ist klar, daß das Bestreben, die gonorrhoische Infektion sozusagen im Keime zu ersticken, oft versucht und angewendet wurde. Der Wert einer „Abortivbehandlung des Trippers“ wurde von den verschiedenen Autoren verschieden eingeschätzt. Es muß zunächst darauf hingewiesen werden, daß sich nicht jeder Fall für die Abortivbehandlung eignet. Für das Gelingen einer Abortivkur müssen folgende Forderungen gestellt werden:

1. Die Infektion darf höchstens 6 bis 7 Tage alt sein, wobei die klinischen Erscheinungen nicht länger als 48 Stunden bestehen dürfen.
2. Sollen die Gonokokken noch extrazellulär liegen.
3. Starke Entzündungserscheinungen am Orificium und Ödem des Penis und des Präputiums dürfen nicht vorhanden sein.
4. Es dürfen keine Fernkomplikationen (Cowperitis, Prostatitis, Epididymitis usw.) bestehen.
5. Der Ausfluß darf höchstens schleimig-eitrig, nicht aber rein eitrig sein.
6. Der Harn muß in beiden Portionen klar sein und darf nur in der ersten Portion Flocken enthalten.

Beschränkt man die Abortivkur nur auf solche Kranke, bei denen diese Forderungen erfüllt sind, dann ist die Aussicht auf Erfolg recht gut (bis zu 75% der Fälle). Die Abortivbehandlung bezweckt eine rasche Vernichtung und Elimination der pathogenen Keime, ohne aber bei Mißlingen der Behandlung ungünstig auf den weiteren Verlauf der Erkrankung einzuwirken.

Zur Abortivbehandlung verwendet man Silbersalze in höherer Konzentration, doch soll das Präparat nicht allzu stark reizen und die Schleimhaut schädigen, so daß bei eventuellem Mißlingen der Kur der Übergang zu einer milderen Behandlung ermöglicht wird. Die meisten Antigonorrhoica können zur Abortivbehandlung herangezogen werden (Konzentration der Lösungen vgl. S. 71). Ein recht brauchbares Verfahren, mit dem sich relativ häufig Erfolge erzielen lassen, ist folgendes: Der Kranke spritzt am ersten Tage achtmal täglich Reargon 5 : 100. Am zweiten und dritten Tage spritzt er sechsmal täglich Reargon, man spült aber gleichzeitig die vordere Harnröhre mit einem Liter Argentum nitricum 1 : 5000. Am vierten und fünften Tage soll der Kranke abwechselnd einmal mit Reargon 5 : 100, das andere Mal mit Protargol 2.0 : 100 spritzen (im ganzen je 3 Reargon- und je 3 Protargoleinspritzungen am Tage), wobei entweder Argentum nitricum 1 : 1000 oder Albargin 1 : 2000 zur Spültherapie verwendet wird. Am sechsten Tage spritzt der Kranke sechsmal mit Choleval 0.5 : 100. Hierauf schaltet man eine dreitägige Pause ein und schließt daran die Provokationsverfahren, die später besprochen werden sollen, ein.

Ferner wird zur Abortivbehandlung eine 2%ige Albarginlösung empfohlen, die durch drei Minuten in der Harnröhre belassen wird.

Die Therapie des zweiten Tages hängt vom Erfolge des ersten ab. Wenn am zweiten Tage der Harn ganz klar ist und nur noch Fädchen enthält, so müssen diese untersucht werden. Sind Gonokokken in ihnen, so soll die Behandlung wiederholt werden, und zwar mit 1%iger Albarginlösung. Ist ein reichliches Sekret vorhanden, so sind nur ganz schwache Lösungen zu benützen. Janet empfiehlt zur Abortivbehandlung die Kombination von Kaliumhypermanganatspülungen mit Einspritzung von Argyrol, einem amerikanischen Präparat mit 30% Silbergehalt. Er läßt eine 20%ige Argyrollösung einspritzen und spült die Harnröhre mit Kaliumhypermanganat 1 : 7000.

Wenn stärkere Reizerscheinungen bei Durchführung der Abortivverfahren eintreten, wenn die Gonokokken nicht schwinden oder wenn die Erkrankung auf die hintere Harnröhre übergreift, dann muß diese Behandlungsart abgebrochen werden und zur gewöhnlichen Gonorrhoetherapie zurückgegriffen werden.

Während der Abortivbehandlung muß das Sekret ständig mikroskopisch untersucht werden und auf diese Weise das Fortschreiten der Therapie kontrolliert werden. Verschlechterung oder ein Mißlingen zeigt sich mikroskopisch in vermehrter Eiterbildung an. Es ist wichtig, wenn Gründe für ein Mißlingen vorliegen, die Abortivbehandlung schon dann abzubrechen, wenn noch keine Komplikationen aufgetreten sind.

Nach durchgeführter Behandlung hat der Arzt noch eine verantwortungsvolle Frage zu lösen, die sowohl für das Einzelindividuum von Wichtigkeit ist, als auch für die Erteilung eines Koitus- oder eines Ehekonsenes bedeutungsvoll ist. Es ist dies die Frage der Gesunderklärung des Kranken. Es muß die strikte Forderung aufgestellt werden, keinem wegen Gonorrhoe Behandelten, der nicht gründlichst und genauest untersucht wurde, ob er auch tatsächlich gesund sei, die Erlaubnis zu erteilen, einen außerehelichen oder ehelichen Beischlaf auszuüben. Es soll auf die soziale Bedeutung dieser Frage hier nicht näher eingegangen werden, nicht die große Zahl der Arbeitsunfähigkeit, die durch gonorrhoische Erkrankungen entsteht, nicht die enorme Summe von Nationalvermögen, das für die Behandlung dieser Erkrankten ausgegeben wird, besprochen werden, es soll nicht auf die durch eine überstandene beiderseitige

Nebenhodenentzündung bedingte vollkommene Azoospermie, nicht auf die Einkindersterilität bei gonorrhoischen Erkrankungen der weibliche Adnexe, nicht auf die Konjunktivalblennorrhoe bei Neugeborenen eingegangen werden. Bezüglich letzten Punktes sei auf eine Statistik von Peller verwiesen, der fand, daß in Blindenanstalten jeder Dritte bis Fünfte sein Augenlicht durch Gonorrhoe eingebüßt hat.

Wenn wir von einer Feststellung der Heilung bei Gonorrhoe sprechen, müssen wir zwei Fragen auseinanderhalten: Die Heilung der akuten Gonorrhoe und die Feststellung der definitiven Gonokokkenfreiheit. Betreffs der Heilung der akuten Gonorrhoe wäre zu sagen, daß der akute Tripper abklingt, ohne geheilt zu sein, und eine latente Gonorrhoe entsteht, bei der keine sichtbaren Zeichen, kein Ausfluß, keine Flocken im Urin auftreten und doch noch Gonokokken vorhanden sein können. Solche Kranke sind im klinischen Sinne Gonokokkenträger, die ihre Gonorrhoe weiter verbreiten können, ohne sich ihrer Infektiosität bewußt zu sein. Nur durch genaue Untersuchung des betreffenden Individuums, wobei der Endoskopie eine besondere Bedeutung beikommt, läßt sich mittels Provokations-, Kultur- und Komplementbindungsreaktion der Herd der Erkrankung feststellen und dementsprechend auch behandeln. Das reine Mikrobenträgertum, die ruhende Infektion bei der Gonorrhoe erscheint aber um so möglicher, als die offene Schleimhaut geheilt sein kann, während z. B. abgeschlossene Krankheitsherde noch in Prostata, Samenblase oder dem Nebenhoden vorhanden sein können.

Die Provokationsmethoden dienen dazu, um das Vorhandensein von Gonokokken aufzudecken, wenn sie bei der ersten oder bei den ersten Untersuchungen nicht festgestellt werden konnten, also zur Diagnose einer chronischen Gonorrhoe und zur Feststellung der definitiven Heilung. Wir kennen verschiedene Arten der Provokation:

1. Die mechanischen Provokationsverfahren. Für die vordere Harnröhre eignet sich die Knopfsonde mit etwas stärkerem Kaliber (24 bis 26 Charrière). Wirksamer ist die Reizung mittels Kollmannschen Dehners. Auch für die hintere Harnröhre ist dieses Instrument ein kräftiges Reizmittel. Für die mechanische Provokation ist es wichtig, den Zeitpunkt festzustellen, wann überhaupt die Reizung vorgenommen werden soll, da die Dehnung gelegentlich schaden kann. Es soll daher nie zu kurz nach Abklingen der akuten Erscheinungen gedehnt werden. Mitunter ergibt die Heizsonde nach Rost positive Resultate.

2. Die chemischen Verfahren beruhen darauf, daß man durch Einspritzung reizender Flüssigkeiten eine Ausschwemmung der Gonokokken veranlaßt. Vielfach wurden Instillationen von 1 bis 2% Argentum nitricum-Lösung empfohlen. Nach Zieler wirkt 1 bis 2% Wasserstoffsuperoxyd für die vordere Harnröhre als kräftiges Provokationsmittel. In letzter Zeit wurde die Lugolsche Lösung namentlich von Siemens für diese Zwecke herangezogen. Bei der „Bierprobe" besteht die Wirkung darin, daß Genuß von Bier die Absonderung steigert, wodurch möglicherweise vorhandene Gonokokken zum Vorschein kommen.

3. Die biologischen Provokationsverfahren sind sehr wichtig. Durch intravenöses Einführen einer spezifischen Vakzine kann man eine charakteristische Fiebersteigerung (Doppelzacke) beobachten. Außerdem erfolgt eine Herdreaktion (verstärkte Sekretion und Ausschwemmung von Gonokokken). Man kann die Vakzine auch intrakutan applizieren, wobei an der Einstichstelle nach 24 Stunden eine entzündliche Reaktion und oft eine Herdreaktion wie nach intravenöser Applikation erfolgt. Auch die intrakutane Einverleibung unspezifischer Mittel, wie Aolan, Caseosan wurde zu diesem Zwecke empfohlen. Ebenso wurde die intravenöse Einverleibung von 25 bis 30 ccm 50%iger Traubenzuckerlösung vorgeschlagen.

Besondere Wichtigkeit, namentlich für die Diagnose von Prostata- und Samenblasenerkrankungen kommt der Spermauntersuchung zu, die sowohl mikroskopisch als auch bei negativem Ausfall kulturell vorgenommen werden soll. Die Expression von Samenblaseninhalt gelingt namentlich weniger Geübten nicht immer, so daß an Stelle der Kohabitationsprobe mit Condom und der Expression der Samenblasen und der Prostata die Untersuchung des Ejakulates, welches durch Masturbation gewonnen wird, als wichtiges diagnostisches Hilfsmittel vorgeschlagen wurde. Das Ejakulat wird mikroskopisch untersucht. Wenn diese Untersuchung kein positives Ergebnis zeigt, so muß dieses Sekret kulturell geprüft werden. Wie wichtig das Kulturverfahren ist, zeigten die Untersuchungen Jadassohns, der bei 30 Fällen nur neunmal mikroskopisch, dagegen 21mal kulturell Gonokokken nachwies.

In letzter Zeit wurde der Komplementbindungsreaktion von Müller-Oppenheim wesentliche Aufmerksamkeit geschenkt. Auf Grund der Angaben der meisten Autoren und auf Grund eigener Erfahrungen können wir sagen, daß sie ein wertvolles diagnostisches Hilfsmittel darstellt. Sie ist nach Oppenheim von der Zeit, in der sie vorgenommen wird, abhängig: Je länger die Gonorrhoe zurückliegt, desto größer ist die Zahl der negativ Reagierenden; sie ist aber unabhängig von der Zahl der überstandenen Gonorrhoen. Während die diagnostische Verwertbarkeit der Komplementbindung bei Gonorrhoe allgemein anerkannt ist, muß bezüglich dieser Methode für die Frage der Feststellung der Heilung folgendes gesagt werden: Durch die Komplementbindung werden Antikörper nachgewiesen, aber natürlich nur dort, wo sie vorhanden sind. (Hecht.) Bei der Urethritis anterior werden selten solche gebildet, so daß sie zur Bestätigung der Heilung bei dieser Erkrankung nicht herangezogen werden kann. Bei Adnexerkrankungen schließt eine negative Reaktion eine Gonorrhoe nicht aus. Bleibt die Gonoreaktion lange bestehen, so spricht dies für eine aktive Gonorrhoe.

Untersucht man die Komplementbindungsreaktion bei Gonorrhoikern während ihrer Erkrankung, so findet man, daß mit dem Abklingen des Prozesses die Reaktion immer schwächer wird, bis sie ganz negativ ausfällt. In diesen Fällen spricht ein nach durchgeführter Provokation stets verbleibender negativer Befund mit sehr großer Wahrscheinlichkeit für eine definitive Heilung. Bleibt aber die Seroreaktion trotz Besserung, ja anscheinender Heilung des klinischen Zustandes immer gleichmäßig positiv und verbleibt sie auch nach einigen Monaten positiv, so spricht dies sehr dafür, daß der Prozeß nicht ausgeheilt ist. Nach R. Müller sind gerade dies diejenigen Fälle, welche zu Rückfällen neigen. Bei solchen Fällen muß man mit der Gesunderklärung ganz besonders vorsichtig sein und ihnen eine weitere intensive Behandlung unbedingt empfehlen. Bei Beachtung der hier mitgeteilten Richtlinien können wir die Komplementbindungsreaktion nicht nur zur Feststellung, sondern auch zur Ausschließung der Heilung heranziehen.

Ein viertes Provokationsverfahren, das namentlich zur Feststellung der Heilung der Littreschen und Cowperschen Drüsen zu verwenden ist, wurde von Perutz angegeben und besteht darin, daß man eine intraurethrale Einspritzung von 20 ccm einer $^1/_4{}^0/_{00}$igen Pilokarpinlösung (Pilocarpin. mur. 0.05, Aq. dest. ad 200.0) macht. Ebenso ergibt die orale Verabreichung von 20 bis 30 g Natrium bicarbonicum im Laufe eines Tages eine Ausschwemmung von Gonokokken. (O. Klein.)

Aus dem hier Mitgeteilten ergibt sich, daß die verschiedenen Provokationsverfahren einen verschiedenen Angriffspunkt haben. Übersichtlich ergibt sich folgendes Schema:

Allgemein wirkende Mittel	Bierprobe, Coitus condomatus, Natr. bicarb. (intern)
Urethra anterior	Kollmannscher Dehner, Sonden, Lugolsche Lösung, Wasserstoffsuperoxyd u. a.
Littresche Drüsen	Pilokarpin, Knopfsonde
Cowpersche Drüsen	Pilokarpin, Knopfsonde, Dehner
Urethra posterior	Instillationen, Dehner, Lugolsche Lösung
Prostata......................	Expression, Kultur
Vesicula seminalis	Expression, Kultur
Geschlossene Herde	Komplementbindung, Vakzine.

Es ist daher klar, daß bei dem verschiedenen Wirkungsbereich der einzelnen Verfahren nicht *ein* Verfahren als das beste herausgegriffen und angewendet werden soll, sondern daß alle Methoden nebeneinander verwendet werden müssen. Jede Provokation verstößt eigentlich gegen den Grundsatz „quieta non movere". Man darf daher zu diesen Verfahren erst dann greifen, wenn jedes Zeichen einer akuten Entzündung geschwunden ist. Was zunächst vorgenommen werden muß, ist eine genaue klinische und endoskopische Untersuchung. Die Wolbarstsche Methode und die Endoskopie ergeben oft überraschend gut verwertbare Ergebnisse. Erst wenn diese Verfahren negativ ausgefallen sind, sollte man jene Methoden heranziehen, welche das geringste Gefahrenmoment für den Patienten in sich bergen: Die Komplementbindung und das mikroskopische und Kulturverfahren des Exprimates der Adnexe. Bei negativem Ausfall dieser Proben sind das Dilatationsverfahren und die Vakzination, die Pilokarpinprobe usw. heranzuziehen.

Es ergibt sich noch die Frage, *wann* eine Provokation durchgeführt werden soll. Es ist unzweckmäßig, ja bisweilen nicht ungefährlich, gleich nach beendeter Behandlung eine Provokation vorzunehmen. Man schaltet eine zweiwöchentliche Pause ein, während welcher der Kranke genau beobachtet werden muß. Dann sollen sukzessive die geschilderten Untersuchungsmethoden durchgeführt werden, wobei vor allem eine gründliche endoskopische Untersuchung vorgenommen werden soll.

Noch einige Worte zur *Prophylaxe der Gonorrhoe.*

Als bestes Prophylaktikum muß der Coitus condomatus empfohlen werden. Wurde dieser nicht durchgeführt oder riß das

Präservativ während des Beischlafes, so ist es ratsam, nach dem Koitus den Urin unter kräftigem Strahl zu entleeren, wobei empfohlen wird, die Harnröhrenöffnung von Zeit zu Zeit zusammenzudrücken. Es erfolgt dadurch eine Ausspülung der Harnröhre von hinten nach vorne und es können bisweilen die in die Urethra eingedrungenen Gonokokken ausgeschwemmt werden. Dann soll eine gründliche Waschung des Penis, namentlich der Glans und der Vorhaut erfolgen. Hierauf kann man einige Tropfen einer hochprozentigen Silbersalzlösung (z. B. mittels Augentropfglases) in die Fossa navicularis einführen. Zu diesem Zwecke wurde empfohlen: Argent. nitric. 2%, Protargol 4%, Protargol 20% (!), Albargin 2 bis 5%, Choleval 2½%. Es gibt auch gebrauchsfertige Bestecke, welche Silberdesinficientia gegen Gonorrhoe und Mittel gegen Lues enthalten, z. B. Viro, Samariter, Duantischutzbesteck. Auch silberhaltige Schutzstäbchen mit Protargol und Choleval (Delegon) finden Verwendung. Die im Gebrauche stehenden Mittel sind ausreichend, um eine Ansteckung zu verhüten.

Sachverzeichnis.

(C siehe auch K und Z.)

Manzsche Buchdruckerei. Wien IX

GPSR Compliance

The European Union's (EU) General Product Safety Regulation (GPSR) is a set of rules that requires consumer products to be safe and our obligations to ensure this.

If you have any concerns about our products, you can contact us on ProductSafety@springernature.com

In case Publisher is established outside the EU, the EU authorized representative is:

Springer Nature Customer Service Center GmbH
Europaplatz 3
69115 Heidelberg, Germany

Batch number: 10815962

Printed by Printforce, the Netherlands